体检后，
这么做才健康！

体检主任之家 编著

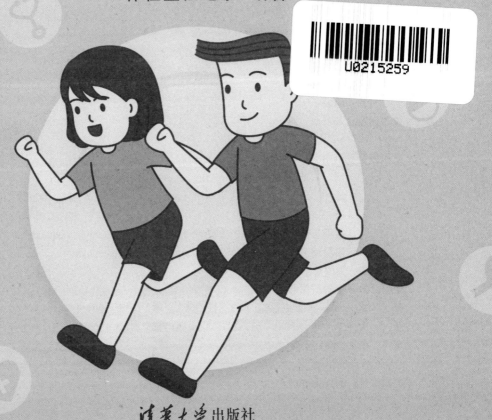

清华大学出版社
北京

图书在版编目（CIP）数据

体检后，这么做才健康! / 体检主任之家编著.—北京：清华大学出版社，2021.10
ISBN 978-7-302-59161-0

Ⅰ.①体… Ⅱ.①体… Ⅲ.①体格检查 – 基本知识 Ⅳ.①R194.3

中国版本图书馆CIP数据核字(2021)第181666号

责任编辑：胡洪涛 王 华
封面设计：何凤霞
责任校对：赵丽敏
责任印制：朱雨萌

出版发行：清华大学出版社
　　　　网　　　址：http://www.tup.com.cn，http://www.wqbook.com
　　　　地　　　址：北京清华大学学研大厦 A 座　　　邮　　编：100084
　　　　社 总 机：010-62770175　　　　　　　　　邮　　购：010-62786544
　　　　投稿与读者服务：010-62776969, c-service@tup.tsinghua.edu.cn
　　　　质量反馈：010-62772015, zhiliang@tup.tsinghua.edu.cn
印 装 者：天津鑫丰华印务有限公司
经　　销：全国新华书店
开　　本：188mm×200mm　　印　张：14.2　字　　数：297 千字
版　　次：2021 年 12 月第 1 版　　　　印　　次：2021 年 12 月第 1 次印刷
定　　价：79.00 元

产品编号：092750-01

编委名单

主　编：

吴伟晴　蔡永江　王　燕　郭智萍

副主编：

黄红卫　岳建荣　罗学斌　马　路　廖淑萍

编委（排名不分先后）：

刘　忠　李昊　谈　艳　林小兰
郑　茵　任小兵　纪永章　杨济民
谢红珍　王　青　刘培强　夏燕妮
向　桢　徐亚玲　刘　笑　李华娟

序 言

我从事国民健康水平提升的相关研究和实践已逾30年。近10多年来，随着经济水平的提升和生活方式的转变，健康管理行业受到前所未有的重视，我倍感欣慰。

但是也应看到，我国的健康管理仍存在这样的情况：有些人拿到体检报告，没有大问题就将其束之高阁；还有部分人在体检过后，对于存在的小问题没有进行健康干预，让体检失去意义。有的朋友，第一年体检，血压处于高血压前期水平，但没有及时进行健康管理，等第二年再体检时已成为高血压患者，甚至出现了并发症；还有的朋友，体检发现轻度脂肪肝，但他的饮食生活方式并没有因之改变，进而发展为中度、重度脂肪肝，不仅损伤肝功能，还为肝硬化埋下隐患，甚为可惜。这样的案例时常发生在我们身边。也正因如此，健康管理的作用显得越发重要，体检后发现健康隐患并及时进行干预，获得的健康效益比发生重大疾病再去治疗要高很多。

健康是每个人最重要的资源，健康管理应该是一个长期、持续、动态的过程，我们每个人都是自己健康的第一责任人。科学的健康管理应该分三步：第一步，要关心和了解自己的健康；第二步，要评价和掌握自己的健康；第三步，要改善和促进自己的健康。在"三部曲"的基础上，我提出健康管理的"三早"概念，即早筛查、早评估、早干预。只有针对体检中发现的问题进行及时、有效的干预，才能做到有病治病、无病防病。

随着国民健康意识的觉醒，大家对体检后健康管理的重要性认识不断提升。但是，健康管理是一项新型医学服务，需要一定的医学专业知识储备，为了方便大家科学地进行健康管理，体检主任之家联合众多健康管理业内专家，参考相关医学论著、专家共识与指南等资料，编写了《体检后，这么做才健康！》一书。通过生动有趣的漫画形式，配以通俗易懂的语言，较为系统全面地介绍检后健康管理的相关知识，如：体检发现糖尿病、高血压等慢性病，该怎么做？慢性病患者怎么吃、怎么运动，日常生活该注意什么事项？指导大家有效进行检后健康管理，帮助人们释疑解惑、排除困扰，维护与促进自己与家人的健康。

希望这本不一样的健康管理读物，能把检后健康管理的知识带到你、我、他身边，让健康管理走进千家万户，帮助人们养成良好的健康习惯，受益终身。

郭　清

中华医学会健康管理学分会主任委员

目 录

一、健康管理的重要性

1. 癌症到底是怎么杀死我们的?

癌就像一个山寨大王
不断招兵买马
侵占别人家的土地
抢夺别人家的财产

主要有 3 种方式置人于死地

侵蚀血管：造成大出血死亡

肿瘤生长到一定阶段
侵蚀血管，引起大出血
比如我们最常听说的胃癌
就是引起消化道大出血
患者常常因出血过多而死

"拳王"查德维克·博斯曼因为结肠癌去世，他才43岁啊！

早在2016年他就查出患了结肠癌，仅仅4年的时间，癌症就无情地带走了他的生命。

癌症这个恶魔，为什么能这么快就"杀死"一个人呢？

癌细胞最大的特点是无限增殖，逐渐侵占正常细胞所需的营养和能量。

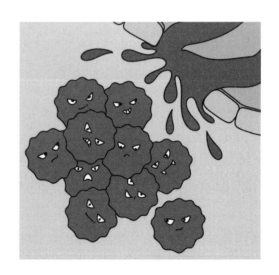

侵占土地：癌细胞转移扩散，影响器官功能

肿瘤一旦转移到大脑、
肺、肾脏等重要器官
就会危及生命
比如乳腺癌转移到大脑
可导致脑功能损害，人可因颅内高压直接
死亡

增派人手：癌细胞增殖，导致人体衰竭

肿瘤的无限增殖
夺走正常细胞所需营养
导致正常细胞死亡
且肿瘤可降低机体免疫力
诱发代谢紊乱，将人"慢慢折磨而死"

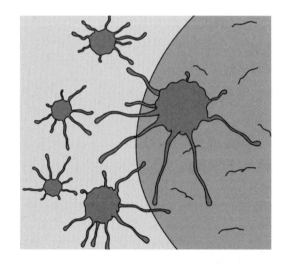

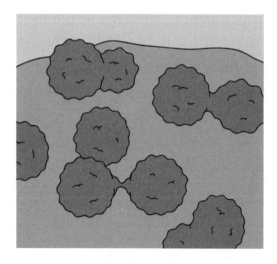

虽然结直肠癌同属癌症家族，但它是"逐步黑化"的，因为它的发病机制特别明确：90%以上的结直肠癌都是由肠息肉发展而来的。

早期癌症，肿瘤没有扩散
只位于局部，只需要手术切除
就可以取得比较好的治疗效果

只需

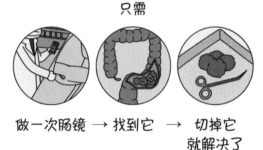

做一次肠镜 → 找到它 → 切掉它
就解决了

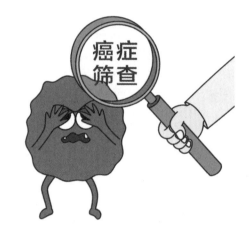

还有很多癌症借助当今医疗水平的进步
都可以得到治愈

具体来说
像早期的胃癌、乳腺癌、
结肠癌、肺癌等
都有可能通过手术治愈
治愈率可以超过 90%

"外强中干" 的癌症

一些血液系统肿瘤、淋巴系统肿瘤、
生殖细胞肿瘤等
通常生长快、来势汹汹
但也因此对化疗或放疗
更为敏感、容易被打击
患者因此得到治愈

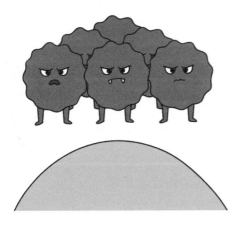

具体来说，包括一些儿童的恶性肿瘤
治愈率可达 50%~90%
恶性生殖细胞肿瘤
治愈率可达 70%~90%
一些急性的淋巴细胞白血病
治愈率可达 70%~90%

简单概括就是
"早发现，早治疗"！

是的，所以我建议定期去医院进行身体检查，尤其是以下检查。

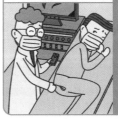

肠镜检查

高危人群，例如有家族性结肠癌或息肉病、遗疡性结肠炎、肠腺瘤等，应定期去医院咨询，提早进行肠镜筛查。

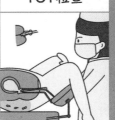

TCT检查

TCT检查可以帮助早期筛查宫颈癌，建议所有年满21周岁有性生活的女性定期去做TCT检查。

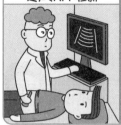

肝的两项检查：
超声、AFP检测

肝硬化和慢性乙肝病毒感染都极易转化为肝癌。喜欢喝酒或经常喝酒的人，建议每3个月就要进行一次检查。

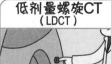

低剂量螺旋CT
（LDCT）

在传统CT检查的基础上降低射线剂量，分辨率和灵敏度大大提高，能发现直径小于5mm的微小病灶，可以降低20%的肺癌死亡率。

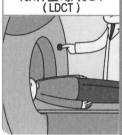

建议：55岁以上
常年吸烟者要做肺癌筛查

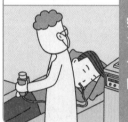

胃镜检查

给胃"照镜子"，可以清楚地观察到食管、胃、十二指肠的黏膜。

很多人患癌后纠结于运气太差，其实，每个人身上都有癌症基因，发病与否取决于原癌基因是否被激活。

胃癌是目前最常见的恶性肿瘤之一
其他的筛查方法如幽门螺杆菌检测、
肿瘤标志物监测等
都不如胃镜结果确切
建议：45岁以上的人群至少做一次胃镜，
根据实际情况谨遵医嘱复查

越来越高的癌症发病率
不仅在于遗传等因素
更主要是生活方式不健康导致
比如：熬夜、酗酒、抽烟、
高脂高糖高盐饮食等
人为地启动了癌症基因

所以，爱惜自己的身体
才是最高级的自律

2. 体检发现一个小结节，怎么就变成恶性肿瘤了？

我叫老王
放心
不是住你隔壁那个
作为一个佛系男人
自然是要看淡一切事物
当然体检也不例外

佛系的我对这个小结节当然并不在意
依然喝着我的枸杞
蹦着我的养生迪

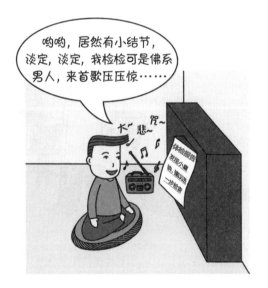

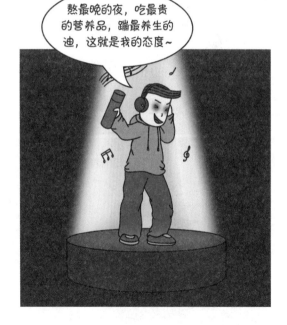

两年后

感到身体有点不适的我

再次来到体检中心

然而……

是的，就是这样

熬着夜、蹦着迪

我的小结节发展成了恶性肿瘤

但是我的内心毫无波动

甚至还有点想……

> 我们在你体内发现了恶性肿瘤，你需要尽快入院治疗～

> 不就是个恶性肿瘤嘛，我以为多大点事儿，我可是佛……

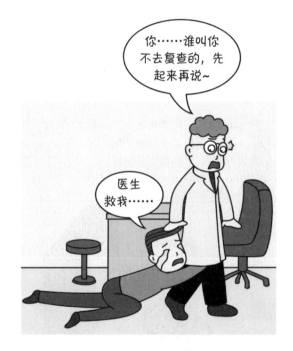

> 你……谁叫你不去复查的，先起来再说～

> 医生救我……

> 什……什么？恶性肿瘤？我没听错吧～

我原以为把体检项目做完
体检就算是结束了
没想到医生告诉我

体检完成只是个开始
体检报告上面的内容
才是体检真正的灵魂之所在

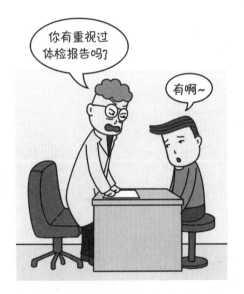

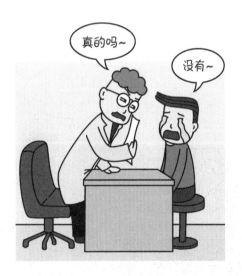

拿到体检报告的我既没有重视
也没有请专家解读
还没有听从建议

现在想想
花那么多时间和金钱
我到底是为了什么
为了什么……

原来体检是这么回事
原来体检报告这么重要
都怪我自己大意
事到如今也没有其他办法了
我决定好好学习体检报告

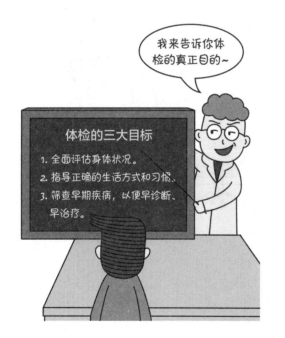

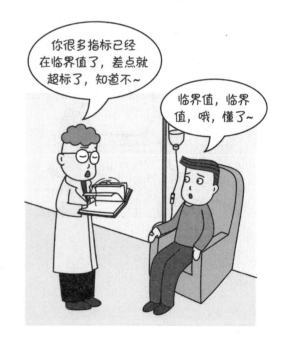

所谓的临界值就是
有一些检验指标没有超标
但是就差一点点的那种
也需要引起警觉
虽然现在没有超标
说不定下次就超标了

体检报告上"建议进一步检查"
就是要再进行有针对性的检查
虽然大部分检查结果是良性的
但是仍有小部分恶变的可能

我就是吃了这个亏
早知道我就去检查了
还蹦什么迪啊

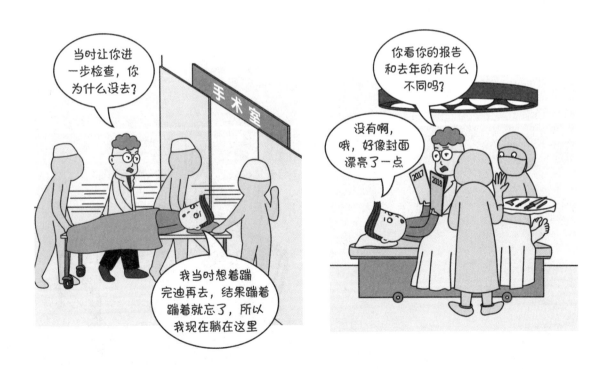

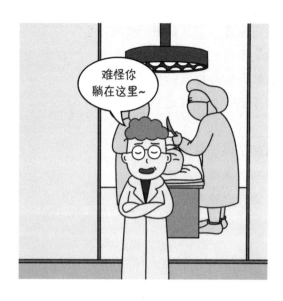

拿到体检报告之后
要记得与往年的报告对比
观察自身健康状况的变化
体检指标的发展趋势
以全面地了解自己的健康状况

特别是像我这种有家族病史的
有慢性病史的
又胖、生活习惯又不好的
就更需要进行体检报告的跟踪对比了

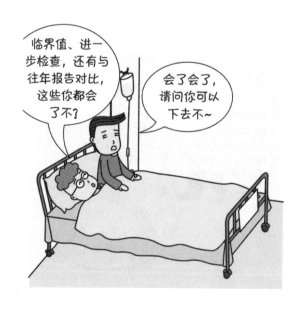

万万没想到
经过九九八十一难
我终于痊愈了
还学会了看体检报告
人生真是一片光明啊

我是老王
这就是我的故事
希望大家不要像我一样
完全忽视体检报告的重要性
等到后悔就来不及了

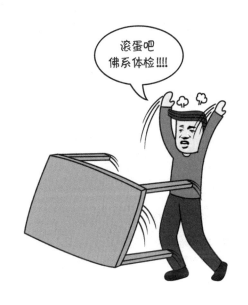

3. 如果你想离癌症远远的，就好好看看这个……

不知道大家有没有这种感受
现在的癌症
好像离我们越来越近了

我们总是能听到
身边的谁谁得癌症了
又有谁谁得癌症走了

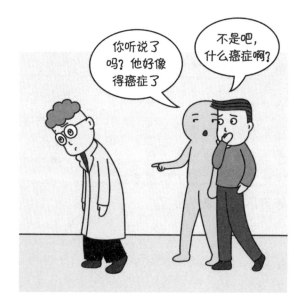

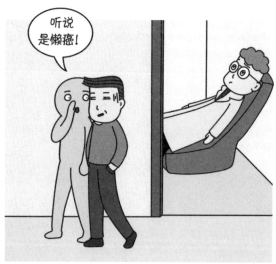

全球每年约有 1400 万人被诊断癌症

约有 880 万人因癌症死亡

而肿瘤专家认为

肿瘤死亡的原因

1/3 是吓死的

1/3 是不治而亡的

1/3 是过度治疗死亡的

没有癌症当然要预防

如果能够养成良好的习惯

大部分的癌症是可以预防的

10 条超棒的肿瘤专家的防癌建议

认真学习

将癌症拒之门外

**只要没到体重不足
减肥就是你的头等大事儿**

体内过多的脂肪

会引起体内各种激素水平异常

从而刺激肿瘤的生长

据可靠研究发现

超重或肥胖可增加 11 种癌症患病风险

保持健康的体重

是预防癌症最重要的事情之一

保持在正常的体质指数（BMI，18.5~23.9）

范围内

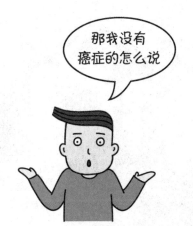

那我没有
癌症的怎么说

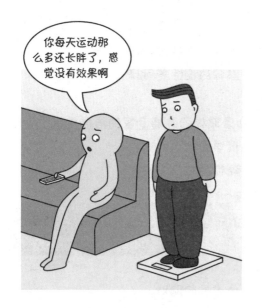

每天至少运动 30 分钟
千万别久坐

相比缺乏锻炼的人
达到最低运动推荐水平的人
癌症死亡风险可以降低约 20%

任何形式的体育锻炼
都有助于降低癌症风险
每天至少保持 60 分钟的身体活动
或 30 分钟以上的有氧运动

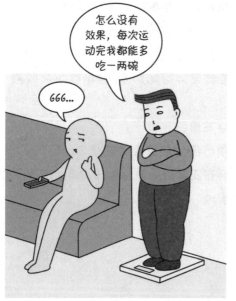

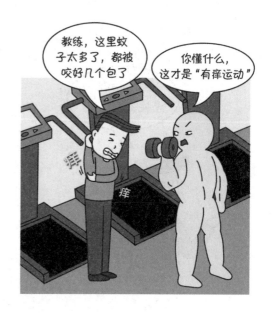

拒绝含糖饮料
限制高能量食物摄入

摄入过多的糖分和脂肪
会引起糖尿病和肥胖症
增加患癌风险

无论是成人还是儿童
每日的糖分摄入量
都不应超过25g

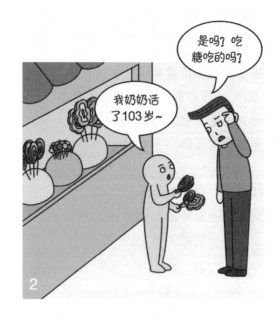

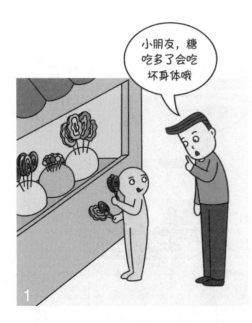

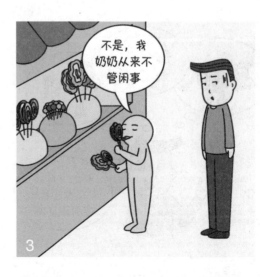

每顿饭 2/3 的植物性食物

在癌症的发病因素中
有 60% 的因素取决于个人生活方式
而个人生活方式的因素中
饮食是居首位的

不吃或者少吃水果
各项癌症的发病率都会直线上升
建议每日水果摄入量 200~350g

限制红肉摄入
避免加工肉制品

什么是红肉？
就是猪肉、牛肉、羊肉等哺乳动物肉类
世界卫生组织（WHO）将红肉列为 IIA 类
致癌物
将加工肉类列为 I 类致癌物

每天多吃 50g 红肉
癌症发病风险就会增加 11%
因此专家建议
畜禽肉类每天 40~75g

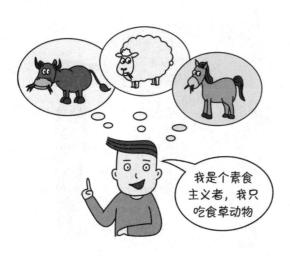

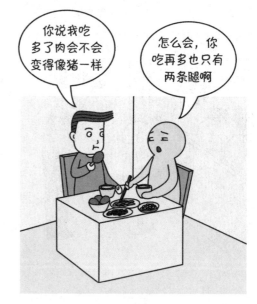

严格限制酒精摄入量

过量酒精会导致癌症
已经无可反驳
酒精会导致乳腺癌、肠癌、肝癌、
口咽癌、食管癌和胃癌
这 6 种癌症发病风险增加

保持低盐饮食

过多的盐分摄入
会导致各种心血管疾病
还有癌症的发生

少吃腌制食品
每日摄入盐分不超过 6g
你们懂我意思吧

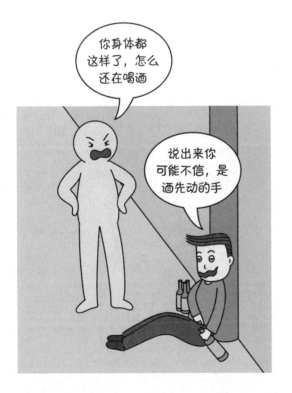

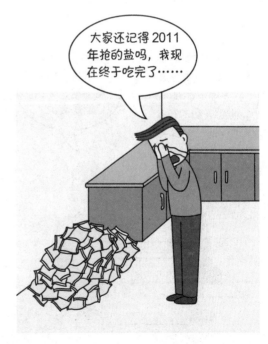

不依赖营养补充剂预防癌症

听说吃营养补充剂可以预防癌症？
真的不要太天真
过量的营养元素
可能会导致癌症的发生风险增加

我们应尽量从食物中获取营养素
只有在临床表现或生化指标
提示营养素缺乏时
才需要考虑服用营养补充剂

母乳喂养，让妈妈和孩子更健康

母乳喂养可降低乳腺癌的发病风险
也可以帮助宝宝保持健康体重
建议在条件允许的情况下
坚持母乳喂养 6 个月

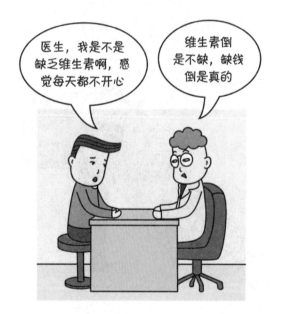

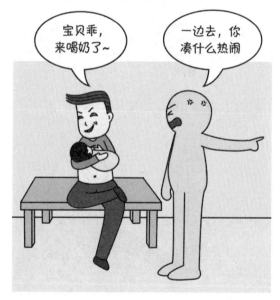

癌症幸存者的健康生活指导

癌症患者应遵循专业的生活指导建议

促进整体健康状态
改善预后
有质量地长期生存

最后
一定不要吸烟！

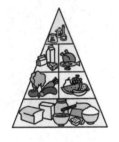
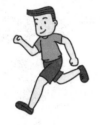
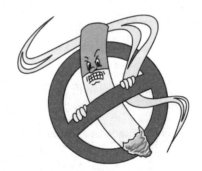

形成健康的膳食习惯　　　良好的体育锻炼习惯

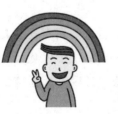

达到和保持正常体重　　　保持良好的心情

4. 有这 5 个坏习惯，再年轻也会得癌症！你中了几个？

@ 全晓平
27 岁，无业，乳腺肿瘤

@ 丁一酱
35 岁，兼职漫画家，神经内分泌肿瘤

@ 戎泽
31 岁，主持人，胃癌

@ 陈桔桔
24 岁，未婚妈妈，腮腺淋巴上皮癌

不知道大家看到上面这一组案例
会有什么感想
（以上案例来自"丁香医生"）

不管你们怎么想
有一点大家都能看到的是
他们都非常年轻
年轻到不敢相信他们会得肿瘤
用他们自己的话来讲就是

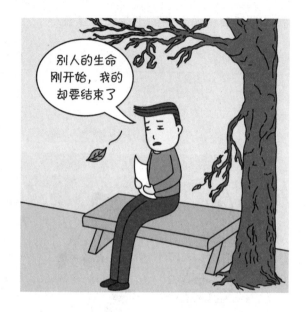

说出来你们可能不信
在过去 13 年间
年轻人癌症的发病率增加了近80%

上面这些案例还只是冰山一角
在现今这个时代
癌症已经不再是老年人的专利

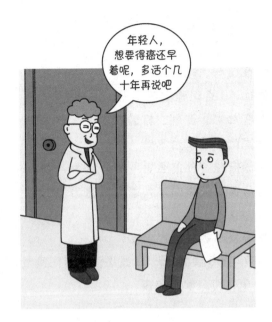

为什么年纪轻轻的就得了癌症?

其实人为的因素就占了 80% 以上
也就是生活习惯、饮食方式和成长环境等
而根据我们的发现
年轻的癌症群体
普遍都有一些共同的习惯

下面就来讲讲那些会致癌的坏习惯
如果你不想年纪轻轻的就患上癌症
还是趁早放弃这些习惯为妙

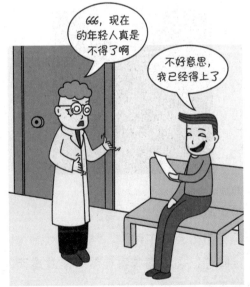

① 无节制大吃大喝或不规律饮食

现在年轻人很多都是享乐主义
随时随地都能任性地吃
有的吃得太多、暴饮暴食,
有的挑食,有的又过分节食
果蔬吃太少,饮水不足
营养摄入不均衡

饮食不节制

肥胖、长痘、便秘、

胃炎、咽喉炎……

危害接踵而来

后面还有胃癌、结肠癌这些在等着你们

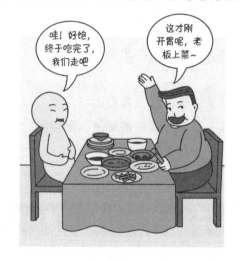

② 熬夜成性，睡眠无规律

现在这一代年轻人啊

晚上 10 点前睡觉者罕见

熬夜加班、追剧、打游戏

就算躺着没事也不睡

看看床能把他怎么着

然后第二天嗷嗷地叫着"我好困"

英国科学癌症研究中心

研究 1000 余名 35~50 岁癌症患者病例发现

99.3% 的人常年熬夜

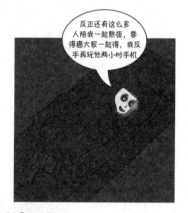

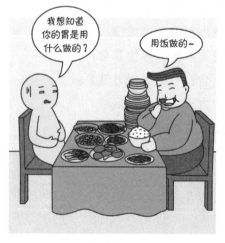

长期睡眠不足

不仅影响精神

全身免疫力也会下降

甲状腺癌、乳腺癌等癌症就可能趁虚而入

大家千万不要学上面这种人

③ 宅男宅女，缺乏运动

现在很多人下班一回家
躺的姿势比葛优还标准
上班一动不动
下班也一动不动
运动量严重不足

久坐会导致女性患癌
特别是乳腺癌、卵巢癌等患病风险上升
而男性的前列腺、心脏等
都会受到久坐的伤害
没事动一动总是有好处的

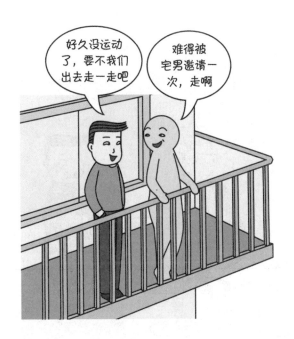

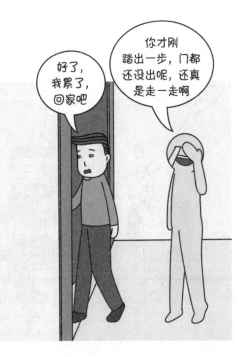

④ 吸烟喝酒，长期不戒

俗话说：抽烟又喝酒，活到九十九
现在还真不能信了这个邪
年轻人酗酒抽烟
眼下身体扛得住
年纪大了就慢慢吃不消了

多数肺癌发病原因是长期吸烟
长期过量饮酒会加重肝脏负担
诱发肝癌等肿瘤

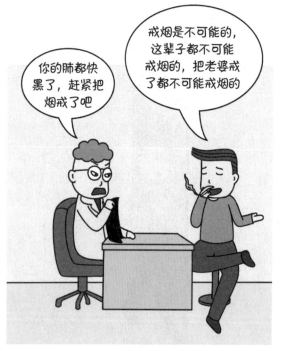

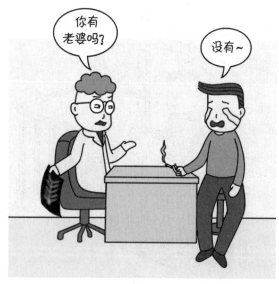

⑤ 压力过大，不懂疏导

现在的年轻人啊
压力比山还大
读书时有学习成绩的压力
毕业后有找不到对象的压力
成家后有养小养老的压力

压力太大
精神和心理又长期不能得到调整
情绪和身体就容易崩溃
癌症发病年龄很有可能提前

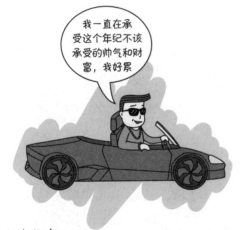

我一直在承受这个年纪不该承受的帅气和财富，我好累

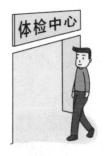

定期体检

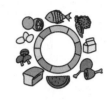

多样化均衡饮食

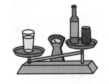

多喝水，少喝酒和饮料

作息规律不熬夜

保持心情放松，心态平和

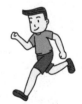

增加运动量

以上这几点
你们中了几个呢
如果不想癌症太早找上你
就要主动改变这些坏习惯

你永远不知道明天和意外哪个先来
但是我们可以让意外到来的概率
更小一点

5. 拒绝做这 6 件事，能让你健康地多活 10 年

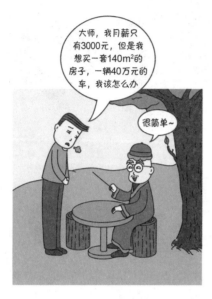

不管是古时候还是现在
长寿一直都是我们的追求
毕竟大千世界如此精彩
不好好经历一番怎肯罢休

长寿固然是件好事
但是长寿也需要质量
这个质量就是我们的身体健康
谁都不想在病床上或者轮椅上过完余生

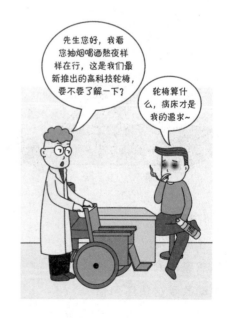

想要健康又长寿
向老天借肯定是不行的
老天说如果每个人都向我借 500 年
那我不亏大了

我们可能找不了上天借 500 年
但是我们可以通过小小的努力多给自己 10 年
拒绝做下面这 6 件事
你能健康地多活 10 年
甚至更久

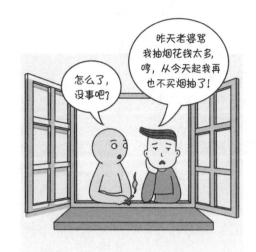

吸烟

可能这个已经说过很多遍了
但是每次都不得不提
因为实在是太重要了
一根香烟中至少有 69 种致癌物
不仅是致癌
吸烟也会大大增加卒中、心梗等疾病的风险

戒烟什么时候都不晚
30 岁时戒烟足足可以延长 10 年的寿命
40 岁、50 岁、60 岁时戒烟
则分别可延长 9 年、6 年、3 年的寿命
只要开始远离香烟，就有好处显现

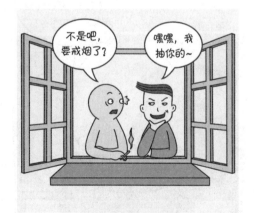

酗酒

酒精是明确的 I 类致癌物
每 20 个癌症患者里
就有 1 个与饮酒有关
喝得越多越频繁
得癌的风险就越高

长期大量饮酒还会导致慢性肝病
——酒精性脂肪肝
并可能逐渐加重成为肝炎、肝硬化
真要到了那一步可就追悔莫及了
喝酒不是不可以，一定要适量
当然，滴酒不沾才是最好的

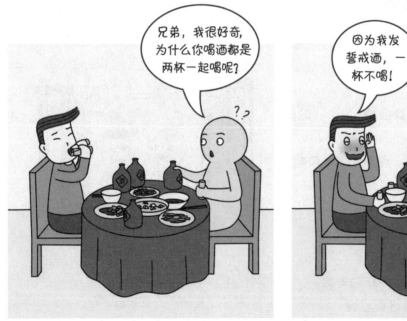

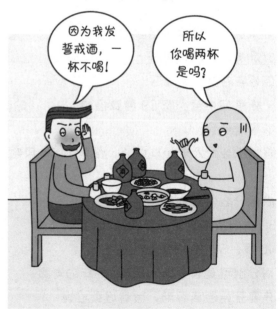

久坐

你以为久坐只伤腰和颈椎？
久坐伤的是全身
每天久坐的人
不管有没有规律的锻炼
患心脏病、糖尿病、癌症以及
过早死亡的风险都会增加

所有人都应该减少久坐时间
最多坐 90 分钟
就得起立运动一下
当然也不要忽视锻炼
游泳、慢跑、跳舞都是不错的运动

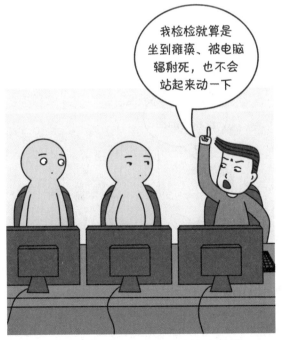
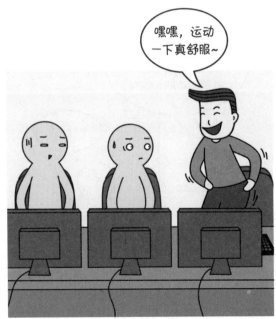

多肉少菜

我不是在吓唬你
因为蔬菜水果没吃够
据世界卫生组织统计
2010 年全世界就有 670 万人死亡
蔬果摄入不足
已经被列入世界各国居民死亡的
十大高危因素之一

营养不足、不均衡会影响整体健康状况
长此以往，很难真正健康
所以每顿饭吃半碗到一碗的蔬菜
但也不能只吃菜不吃肉
还是要控制好量搭配着吃

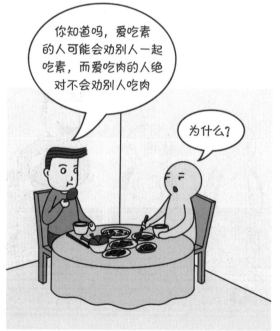

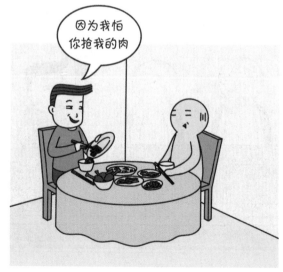

熬夜

熬夜"伤心"
睡眠时间少的人
发生卒中、冠心病的概率更大

熬夜的危害多达数十种
更可怕的是熬夜可能致癌!

所以睡眠一定要规律
尽量少熬夜,早睡早起

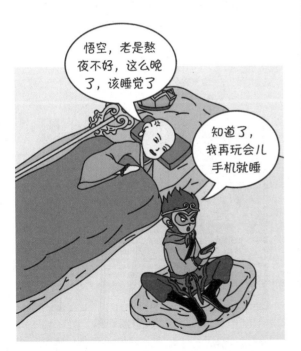

不定期体检

随着年龄的增长
全身各器官的功能和结构
都会发生退行性变化
不少疾病会乘虚而入
一些特定疾病的危害也会增大

定期规律的体检
有助于及时发现异常
或者监测慢性疾病的控制情况
来帮助医生制定出更好的治疗方案

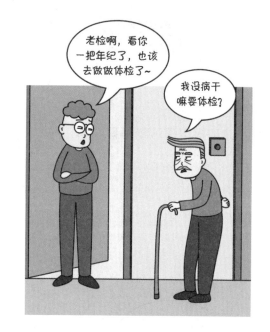

每半年检查一次是最好的
而 60 岁以上的朋友
间隔时间应缩短为 3~4 个月
防患于未然，不要讳疾忌医

做到上面提到的这 6 件事
虽然不能让每个人都长命百岁
但至少能让我们在健康长寿上多几分胜算
比起那些不注意的人
生活质量也会更高

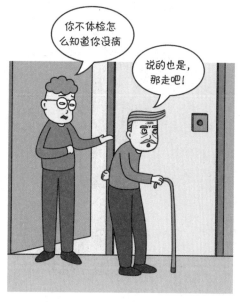

6. 容易引发猝死的十大恶习，你占了几条？

猝死
被称为"病魔之首"
是人类最可怕的疾病
其突发性、紧急性、严重性和恶性程度
无论是过去、现在，还是将来
世界上都没有任何一种病况能与之相比

我国每年有 50 余万人死于猝死
死亡率仅次于癌症

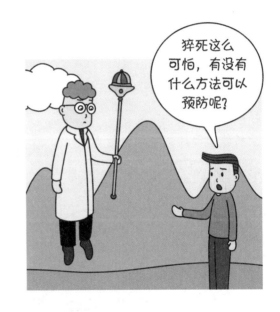

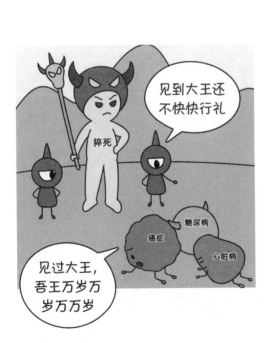

当然有
早在 2011 年
国际权威医学杂志《柳叶刀》
就发布了导致猝死的"十大恶习"
远离这些恶习
就能有效降低猝死的发生率

闹市骑车吸入的尾气最多
同时还要耗费一定体力踩踏自行车
引发供血不足
容易诱发心脏病发作

建议心血管疾病高危人群
若选择骑车锻炼
最好在医生的指导下
在环境较为清静
和空气较为清新的地段进行

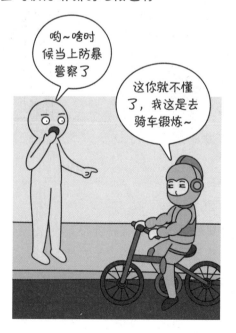

便秘的人群大便时从静态中突然发力
瞬间内血压会迅速升高
心脏承受的压力也会随之剧增
容易造成意外的发生

糖尿病患者、老年人、习惯久坐者
高血压患者以及有心脏病史的人
都应该避免大便时突然发力

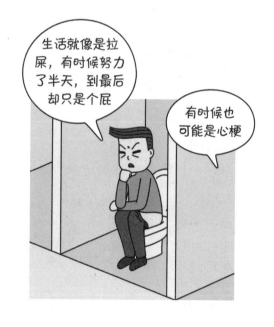

久坐不动

久坐会导致人体内新陈代谢改变
使血液中胆固醇及甘油三酯含量上升
血黏度升高，血液循环减缓
容易诱发血栓形成
增加心血管疾病的风险

大量喝酒或咖啡

酒精和咖啡能让心率加快、血压升高
扣动心脏病发作的扳机
如果长期酗酒
会破坏心肌
久而久之导致心脏衰竭

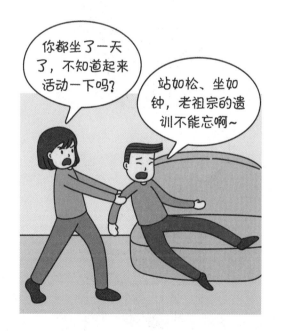

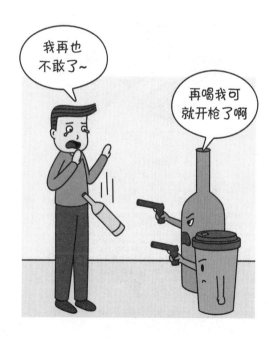

坏情绪是心脏大敌
抑郁通常和焦虑相伴
晚上的睡眠质量会很差
而心脏得不到休息
使得血压、心率都会升高
对心脏健康非常不好

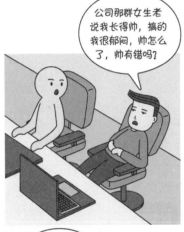

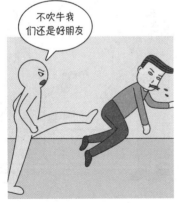

人在过量进餐后
胃肠道需要大量血液消化食物
导致流入心脑血管的血液大大减少
对于本来就心脑供血不足的人
过量进食很容易诱发心梗、脑梗

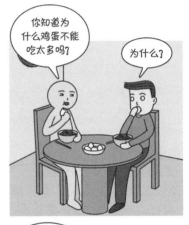

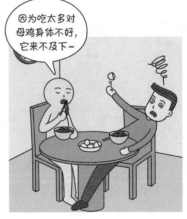

适度的性生活会让人心情舒畅
但放纵的性欲会让心脏衰竭
过度兴奋时
心脏血管会突然痉挛
造成心肌缺血，引发心脏病

吸食可卡因的人
患心脏病的风险是常人的 23 倍

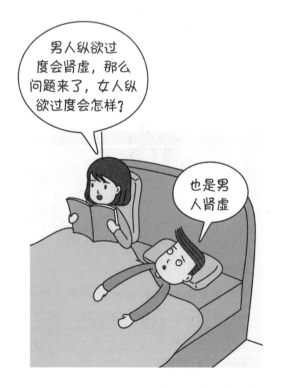

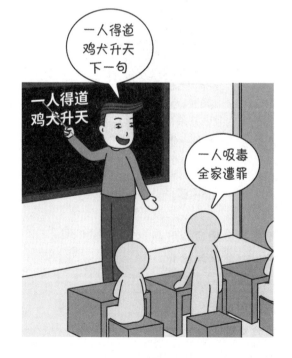

吸烟或被动吸烟

吸烟的人发生心肌梗死的风险
是常人的 3 倍

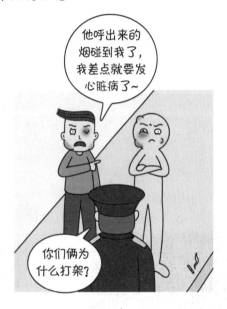

吃得太咸、太甜

吃盐多会使血压升高
促进动脉粥样硬化

据调研显示
饮食中含大量甜饮料

或爱吃甜食的孩子
成年后心脏病危险会大大增加

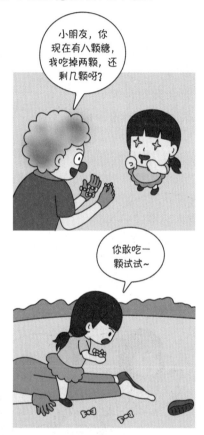

另外
定期体检也是预防猝死的重要方式
体检可以查出心脑血管疾病风险
尽早发现，及时就医
进行有针对性的预防
避免意外的发生

7. 免疫力，才是一个人最大的竞争力

免疫力好比身体里的军队
当有外界异物（如病毒、细菌）侵袭时
会对它们进行识别进而与之作战
帮助身体恢复健康
是对抗疾病强有力的后盾

抗击"新型冠状病毒"这一战"疫"
让人们重新认识到免疫力的重要性
除了居家减少出门，
注意做好个人防护和卫生外
内在免疫力也能帮助我们更好对抗病毒

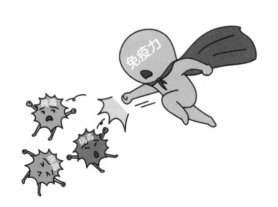

6种人免疫力容易出问题

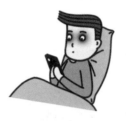

缺少睡眠的人

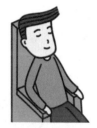

不爱运动的人

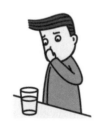

不爱喝水的人

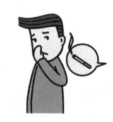

吸烟及吸二手烟的人

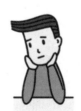

不爱笑的人

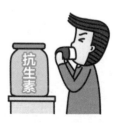

滥用抗生素的人

基于目前的流行病学调查
老年人群和慢性基础性疾病人群
感染新型冠状病毒后症状相对较重
可能和其免疫水平相对较弱有一定关系

当身体出现这些反应的时候
说明你该增强免疫力了

免疫力下降的信号

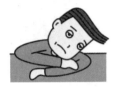

感觉疲劳、精神差
胃肠娇弱

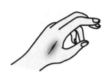

伤口愈合变慢
皮肤差，爱脱发

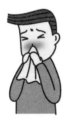

感冒次数增多
鼻炎、哮喘反复发作

> 好的免疫力应该处在一个平衡的状态，并非越强越好，免疫力紊乱也会带来问题，比如过敏、自身免疫性疾病（系统性红斑狼疮、类风湿等）

《中国居民膳食指南（2016）》

食物种类	推荐食材	推荐摄入量
谷薯类	全谷物、薯类等	250~400g/d
新鲜蔬菜	深色蔬菜占一半以上	>500g/d
新鲜水果	冬枣、草莓、柑橘、奇异果等高维生素C水果	200~350g/d
蛋奶类	鸡蛋、牛奶、酸奶	奶类300g/d，每天1个完整的鸡蛋
鱼、禽、瘦肉、豆制品	猪牛羊肉，各种鱼虾，各种豆制品	瘦肉、鱼虾共80~150g/d 大豆及其制品25~35g/d
植物油	各类植物油	25~30g/d
水	白开水，非含糖类饮料	2000mL/d

在保证食物多样、饮食均衡的前提下
可以适量补充以下6种关键营养素
增强对疾病的抵抗力

营养素	功能	代表食材
蛋白质	形成抗体的主要原材料	鱼虾、豆制品、奶类、鸡蛋、瘦肉等
维生素C	促进抗体形成，清除氧自由基	新鲜蔬菜和水果
维生素A	第一道防线的守护者	动物肝脏、鱼肝油、胡萝卜、南瓜、菠菜等
维生素E	免疫力的调节剂，抗氧化作用	植物油、坚果、豆类和谷类
锌	调节免疫力的"好帮手"	海产贝类、菌菇类、红肉、动物肝脏
铁	免疫功能的强有力后盾	动物肝脏、红肉

保持运动状态，提升免疫力

适当的运动能够促进全身血液
和体液循环以及新陈代谢
提高抵抗疾病的能力

坚持每天运动一次
连续运动 30 分钟
每周至少运动 5 天

适合室内进行的有氧运动包括但不限于：
跑步（原地跑或绕着家里某个区域跑）
健身操、跳舞、跳绳、瑜伽、室内自行车等
还可酌情考虑力量训练
如俯卧撑、仰卧起坐、平板支撑、深蹲等
可在无器材情况下达到力量训练的效果

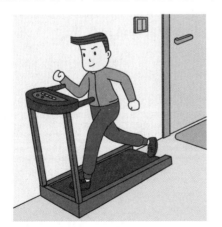

规律作息，好好睡觉对身体真的好

人体通过睡眠可以重新积聚能量
促使身体组织生长发育和自我修复
增强免疫功能

每天睡眠时间 7~8 小时
尽量不晚于 23 点睡觉，早晨 7 点前起床
中午的午休时间进行 30 分钟的睡眠

如果你感到难以入睡
可以使用一些放松技巧
如慢呼吸、听轻音乐
或练瑜伽等方式帮助入睡

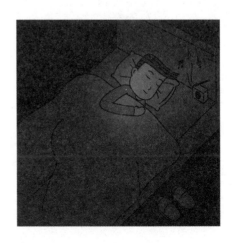

积极心态，战胜疾病

不要对疾病过度恐慌、焦虑
要相信自己，相信医务人员
保持良好积极的心态
才能战胜困难

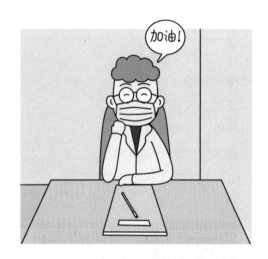

免疫力的高低受遗传、年龄
和性别等影响
不同年龄段的人
增强免疫力的重点不一样

儿童和青少年

母乳喂养：
为新生儿打下"免疫力"基础
接种疫苗：
儿童预防多种疾病、
提高免疫力的重要手段
保证作息：
科学安排时间，保证充足的睡眠
饮食：
多吃蔬菜，少吃加工食品
生活环境：
远离苯、甲醛等污染物

中青年

30 岁以后，生活、工作压力大
免疫系统最易出问题
保持规律的饮食和作息
经常运动，广交朋友，保持心情愉悦

老年人

老年人要根据天气变化增减衣物
少到人群密集的地方
适量运动，不滥吃保健品
有糖尿病、气管炎等基础病
可考虑接种流感、肺炎疫苗等

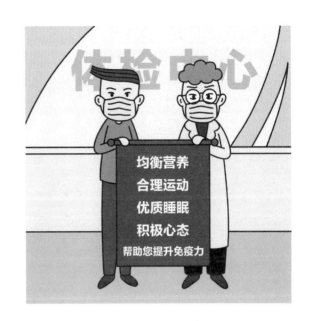

二、心血管慢病管理这样做

1. 为什么心脏问题多，是因为它太好动吗？

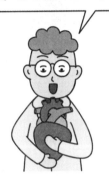

从今天起，你有了新的使命，陪伴人体完成25亿~30亿次的跳动，你准备好了吗？

当然，这辈子我也跟身体一起经历了很多，比如热恋、愤怒、恐惧等。血流速度加快，我会更快地搏动。

但是有时候，身体好像失控了
不停地让我快速泵血
一天、两天、三天……
我真的好累

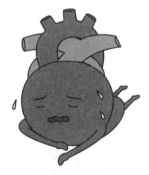

3 岁以下的幼儿
心脏充满了活力
心率可达 100 次 / 分以上
成人的心率通常在 60~100 次 / 分

大多数人都是白天干活，晚上休息
所以从苏醒开始
呼吸加快、血压上升、心率增加
到了晚上，心率会逐渐下降

等到身体衰老
心率有一定下降趋势

比起心率 60 次 / 分的人
90 次 / 分的人 20 年里会多跳 3 亿下
而每一次心跳
都会对全身的动脉血管产生冲击
心脏做功增加

我全年无休毫无怨言，为什么还要给我增加工作量。

要么就是因为我先天有问题，或者因心律不齐或者心脏细菌感染，还有发烧时心率加快，怀孕和甲状腺功能亢进也会导致心跳加速，要么就是我的坏习惯导致。

我们的心脏就像一座两室两厅的房子

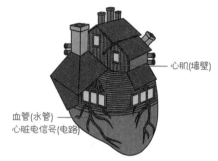

心肌(墙壁)

血管(水管)
心脏电信号(电路)

当我们在这个"房子"里住久了
或不爱惜，就会出现各种问题

因为心脏在胸腔里
"心累、心疼"也不像皮肤受伤那么明显
有时心梗发生时表现出来的症状
有可能是胃疼、牙疼、嗓子疼、肩膀疼等

所以出现了以下部位疼痛要尽快查找原因

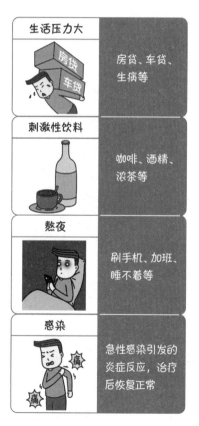

生活压力大	房贷、车贷、生病等
刺激性饮料	咖啡、酒精、浓茶等
熬夜	刷手机、加班、睡不着等
感染	急性感染引发的炎症反应，治疗后恢复正常

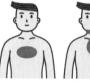

前胸　　胸骨后放射至颈部和下巴　　胸骨后放射至左肩　　上腹部

上腹部放射至颈　　颈和下巴　　左肩和双臂内侧　　肩胛区

心电图——检测"电路"是否通畅

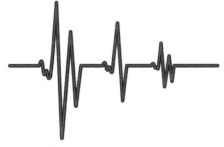

可诊断心律不齐、早搏以及急性心肌梗死
常见的心电图检查方式有3种：

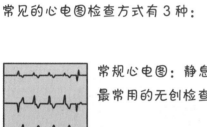

常规心电图：静息心电图，
最常用的无创检查方法

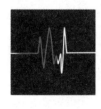

动态心电图：24小时连续
记录心电信号，可提高心律
失常的检出率

运动平板心电图：主要看运
动负荷下心电图变化情况

心脏彩超——检查"房子"结构

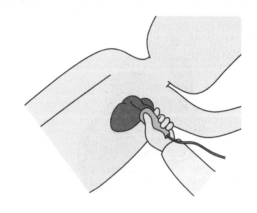

不开刀就可以看到心脏的大小、
内部结构、心脏的搏动和血液的流动

用于各种先心病、心脏瓣膜病的诊断
用于各种心肌病、心包病的诊断
对心脏功能进行评估
这项检查无论发病与否都可以随时监测

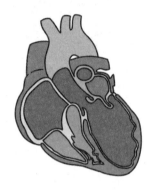

可检查心脏的水质——血液成分:

血糖、血脂、血尿酸等

心脑血管疾病的高危因素

冠状动脉 CT:

主要检查我们的血管有没有斑块、

斑块的大小及血管堵塞的程度

冠状动脉造影:

是冠心病诊断的"金标准"

可以清楚显示冠状动脉

有无狭窄和狭窄部位

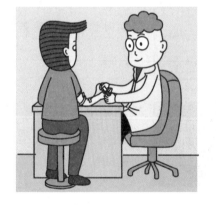

其实心脏的问题非常复杂
不仅需要定时的检查
平时也要好好保养

饮食均衡	
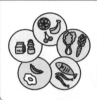	在低脂、低盐的饮食基础上,保证均衡的饮食结构,按照身体需要量,保证维生素、矿物质、优质蛋白质、碳水化合物的均衡摄入。

合理的运动方式	
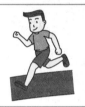	运动是一个循序渐进的过程,不能急于求成。

保持体重	
	肥胖的人身体消耗的能量高,心脏负荷增大。

好好喝水	
	建议选择喝开水和适当的矿泉水,少喝甜饮料,尤其是咖啡、浓茶。

良好的睡眠	
	不要熬夜,让身体的各个组织都得到良好的休息。

戒烟限酒	
	烟草中的尼古丁会导致心率加快。长期大量饮酒可引起高血压、酒精性心脏病。

积极的心态	
	积极、乐观、平和的心态,有利于心脏健康。

2. "三高"人群春节容易猝死？保命秘籍在这里

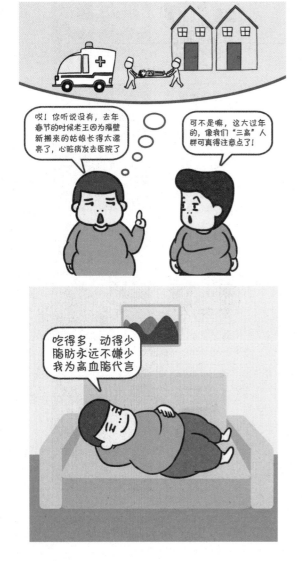

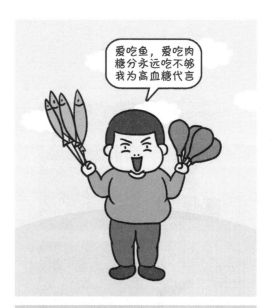

体检后，这么做才健康！

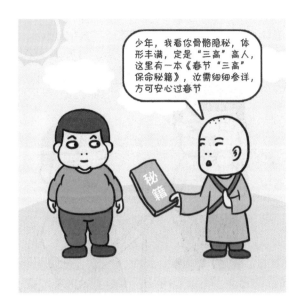

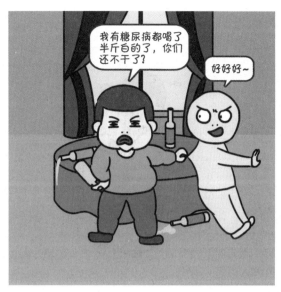

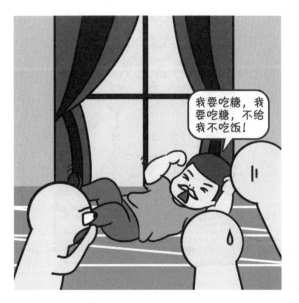

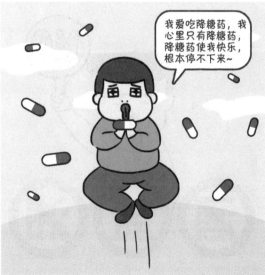

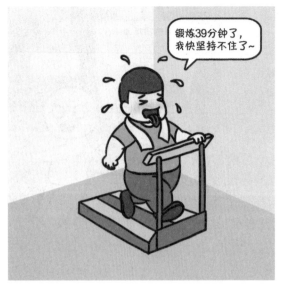

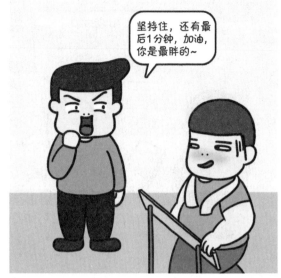

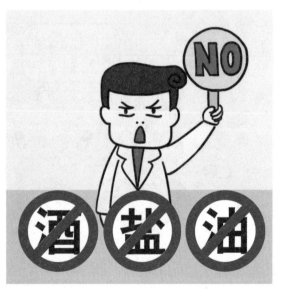

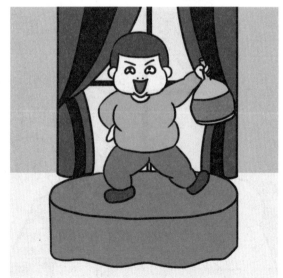

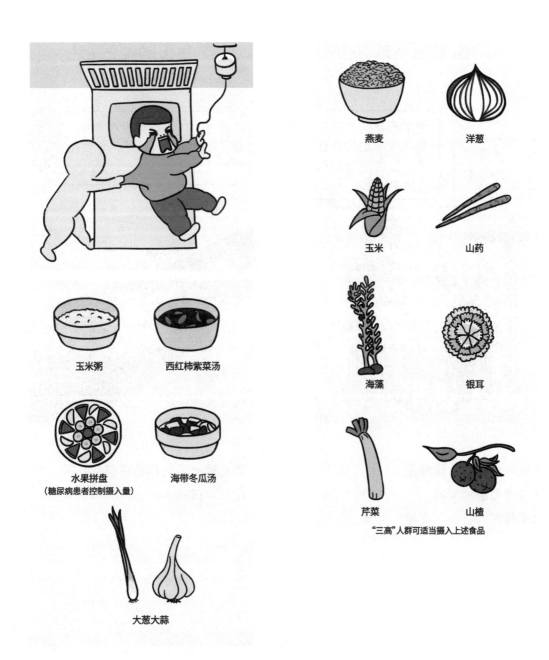

燕麦

洋葱

玉米粥

西红柿紫菜汤

玉米

山药

水果拼盘
（糖尿病患者控制摄入量）

海带冬瓜汤

海藻

银耳

大葱大蒜

芹菜

山楂

"三高"人群可适当摄入上述食品

3. 血管出问题，全身不舒服，要学会正确呵护它！

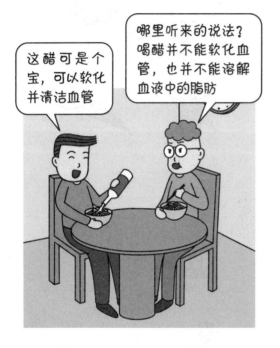

还有那些说用药、保健品
可以清理血管垃圾的
让血管畅通的，都不靠谱！

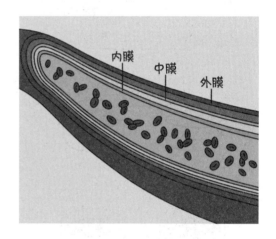

我们的血管就像一根橡皮管
由内膜、中膜和外膜组成

血管内皮单薄又娇嫩
一旦出现斑块导致血管的管腔狭窄
就可能造成相应组织器官缺血

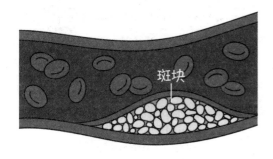

斑块

随着斑块逐渐增大
内膜也会变得更薄更软
容易形成血栓

血栓带来的危害可不少

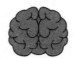

脑部
脑卒中

肺部
肺栓塞

眼睛
视网膜血管堵塞
可能导致失明

心脏
出现心绞痛、
严重可能导
致心肌梗死

肾脏
严重的肾脏
功能损伤

肠道
剧烈的腹痛
腹胀
引发便血、慢性
肠梗阻和休克

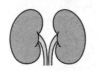

四肢
长时间供血阻断
会造成肢体坏死
导致截肢

心血管疾病还有4个帮凶，可以加速、加重血管病变过程！

我国目前心血管疾病患者人数已经超过了2.7亿且患病率还在不断上升其中脑卒中每年病例多达500余万全球平均每6秒就有一人发病

为了尽早发现血管病变情况，我们可以进行日常自测+体检筛查

自测

摸足背动脉

大脚趾、二脚趾中线的交点

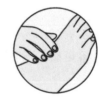

如果足背动脉搏动弱，或双脚足背动脉搏动强弱不一致，可能预示搏动弱的一侧血管受损。

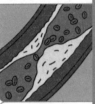

动脉粥样硬化

高血脂、高血压、高尿酸等，不良生活习惯，比如烟酒、熬夜、久坐、高糖等都可能成为"帮凶"。

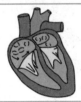

房颤

卒中的独立危险因素，50%左右的心源性血栓由它引起，而80%的血栓会跑到脑组织中。

炎症

当炎症失控，比如长期处于炎症状态，会导致坏胆固醇有机可乘，诱发心血管疾病。

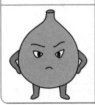

高同型半胱氨酸

同型半胱氨酸是血液里的一种代谢垃圾，正常值是5.08~15.39μmol/L。如果代谢出现了问题，就会使同型半胱氨酸浓度升高，可使心血管疾病死亡危险性增加4~6倍。

体检筛查：颈动脉超声检查

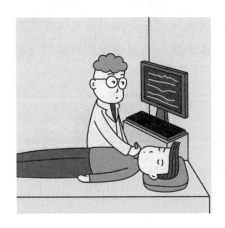

颈动脉很容易遭受斑块的"袭击"
大约 25% 的缺血性卒中
都是由颈动脉病变造成的

建议40岁以上人群，尤其是有心脏病、"三高"等因素的高危人群，每年做一次颈动脉超声检查。

学到了~除了喝醋清血管，还有哪些不靠谱的说法？

一些民间的偏方比如大蒜泡酒，大蒜是好的，但酒精这种东西只会让血管越来越堵！

对于血管疾病，永远是防大于治，冬季气温全年最低，有几个方面要格外注意：

洗澡水水温不要过高
最好与体温相当
洗澡时间不宜过长

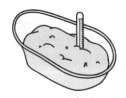

注意保暖
在严寒或强冷空气的影响下
冠状动脉可发生痉挛
并继发血栓而引起急性心肌梗死

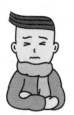

关注基础疾病：
糖尿病和冠心病患者
平时要遵照医嘱按时服药
使血糖、血压、血脂等保持稳定

平时要注意用力不要过猛
搬重物时，弯腰屏气
其生理效应与用力屏气大便类似
是老年病人诱发心肌梗死的常见原因

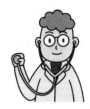

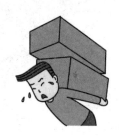

养成适度锻炼的习惯
比如慢跑、散步、太极、八段锦等

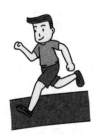

4. 体检查出颈动脉斑块，该怎么办?

40 岁以上的中老年人在体检报告中，
很容易见到
"颈动脉斑块形成"
"颈动脉内中膜增厚"
等字眼

如此高发的颈动脉斑块究竟是怎么一回事?
颈动脉斑块又有什么危害呢?
颈动脉斑块到底是什么?

脖子两侧在搏动的那根血管就是颈动脉
血液长年在血管里流动
血液里的部分脂质成分
缓慢地沉积在血管壁上，就成了斑块
就像水管用久了，也会沉积水垢一样

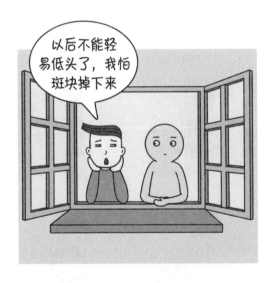

以后不能轻易低头了，我怕斑块掉下来

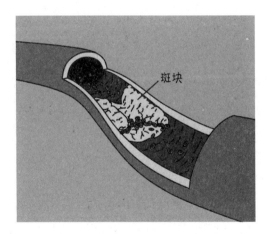

斑块

动脉斑块的形成是一个漫长的过程
通常 30 岁左右就在生长了
对大多数人来说
斑块随着年龄增长而逐渐加重

如果你有"三高"
或在生活方式及饮食习惯上不注意
斑块会加速增长
血管壁变硬、变厚（动脉硬化）
血管越来越狭窄

正常　　斑块　　狭窄

三高
（高血压、高血糖、高血脂）

酗酒

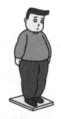

肥胖

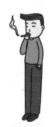

吸烟

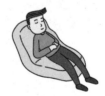

缺乏运动

饮食不均衡等

颈动脉斑块脱落会发生"中风"？

大脑对血供要求非常高
而颈动脉又因为分岔
容易遭遇斑块造成狭窄或堵塞
导致大脑的血液供应减少
引起一过性脑缺血

而一些不稳定的斑块
在血流的冲击下
就可能会脱离血管
形成血栓，造成脑梗死
（即缺血性脑卒中，临床上遇到的中风（卒中），大约80%都是这种）

如何判断斑块有没有危险呢？

根据斑块的稳定性不同
可将斑块分为稳定斑块和易损斑块
易损斑块具有破裂风险
从而形成血栓，导致脑梗死
斑块的易损性评估
应根据超声和化验结果综合分析

所以颈动脉超声检查也是监测
全身动脉硬化的一项常用的体检项目

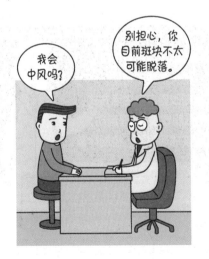

我会中风吗？

别担心，你目前斑块不太可能脱落。

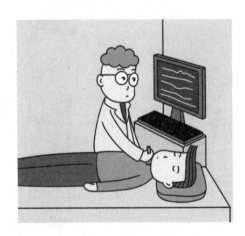

颈动脉彩超到底值不值得做？

对于中风

很多人觉得只能听天命

而不重视预防

甚至不知道如何有效预防

筛查颈动脉是否有易损斑块

斑块是否造成颈动脉狭窄

并采用干预性治疗

正是提前预防脑中风的关键！

以下人群有必要尽快去做

颈动脉超声检查

或颈部高分辨率磁共振成像（MRI）

超过 40 岁

肥胖

长期吸烟喝酒

有心血管疾病家族史

有三高（高血压、高血脂、高血糖）

一旦发现有颈动脉斑块

最初 2 年内每半年复查 1 次

观察斑块有没有增大、是不是稳定

如果斑块 2 年内保持不变

改为 1 年复查 1 次

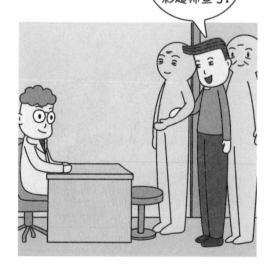

医生，我带父母来做颈动脉彩超筛查了！

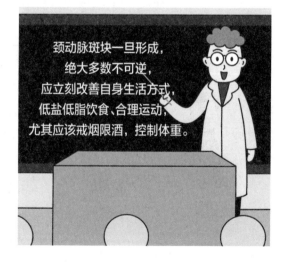

颈动脉斑块一旦形成，绝大多数不可逆，应立刻改善自身生活方式，低盐低脂饮食、合理运动，尤其应该戒烟限酒，控制体重。

5. 斑块最怕脱落，会导致中风！如何让它缩小或稳定呢？

最近身体一向健康的大表舅，突然出现眼前发黑的情况，差点摔倒，可把我们吓坏了，带他去医院做了全身检查

为什么这个颈动脉斑块会这么厉害，还可能导致中风、偏瘫，威胁生命！

检查结果怎么说？

这个斑块确实厉害，若发生脱落，往上走就会发生脑梗死！

检查出是颈动脉的问题，里面长了一些斑块，有的严重到已经钙化，血管狭窄50%以上，导致大脑供血不足

颈动脉斑块是

发生脑中风的独立危险因素

斑块若发生破裂

继发血栓形成、血栓脱落导致脑中风

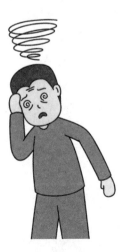

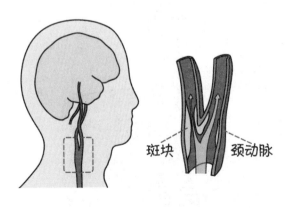

斑块　　颈动脉

颈动脉是我们全身动脉中最表浅的
也是全身动脉硬化的窗口

从出生开始，我们的颈动脉里就有黄色的脂质小点，随着年龄的增长，越来越多的脂质等血液成分的沉积形成了斑块。

研究表明颈动脉斑块的检出率：
一般 45 岁以下检出率极低
45~55 岁之间检出率大约在 23%
年龄每增加 10 岁，风险更高

而且男性因为抽烟、喝酒等习惯
患病率普遍高于女性

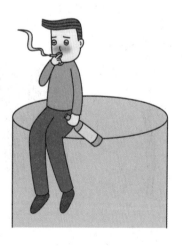

在斑块形成的过程中
人通常不会有任何不适的症状
常常在体检或者已经发生并发症时才发现

比如：

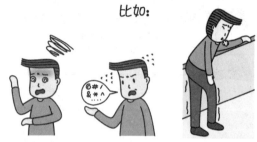

一过性视野黑蒙　短暂的失语　运动功能出现障碍

当出现上面这些情况时，说明情况已经比较严重了。

常用的颈动脉检查手段有：
CT 血管成像（CTA）
磁共振血管成像（MRA）
数字减影脑血管造影（DSA）等
但是最主要的手段是"颈动脉超声"

我大舅就是做的颈动脉超声，但这个报告也看不懂啊~

绝大多数患者较小的颈动脉斑块其实是稳定的，不太可能脱落，所以不要太紧张

根据颈动脉严重程度，分为以下几点

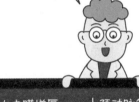

内中膜增厚	颈动脉管壁内膜和中膜增厚超过1.0mm
颈动脉"斑块"	内中膜增厚超过1.2mm为斑块形成，常用"长度（mm）乘以厚度（mm）"
严重到一定程度，就会导致血管狭窄	狭窄程度一般分为<50%、50%~69%、70%~99%、100%（完全闭塞）

你还小，不会游泳

我偏不，我相信我有游泳的天赋

那我还是老老实实附着在血管壁上面吧~

很多人想知道斑块会不会缩小或者消失，其实在合理的干预下，能抑制斑块的生长，稳定斑块

戒烟限酒

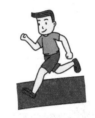

合理运动，减轻体重：每周至少5次有氧运动，如快走、游泳等

减少高盐高脂高糖饮食：少吃含饱和脂肪酸的红肉，每周吃3次鱼肉和5次左右植物蛋白（豆制品或豆类）

多补充维生素P和花青素：维生素P可以保护血管内皮，花青素是强抗氧化剂，可预防动脉粥样硬化，这些多含于深色的蔬菜水果中

控制血压和血糖

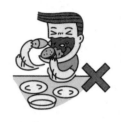

合理使用他汀类药物

降脂、稳定斑块

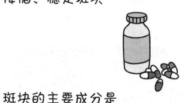

斑块的主要成分是
低密度脂蛋白胆固醇（LDL-C）
一般人群建议控制在正常范围，心血管病高危人群应控制在 1.8mmol/L 以下
他汀最重要的作用就是降脂和稳定斑块
要谨遵医嘱使用

老年人很容易被迷惑，买一些保健品，做子女的一定要多劝说，可以适当增加富含不饱和脂肪酸的亚麻籽油、紫苏油的摄入，不要轻信营销，以免延误治疗！

6. 医生、营养学家首推：终止高血压膳食疗法

高血压在国外又被叫作 silent killer（静默杀手）

也像一枚不定时炸弹

看起来默默无闻

如果得不到控制

会引起冠心病、肾衰竭

还会导致脑卒中

严重危害生命健康

随着人们饮食习惯改变

高血压发病率也逐渐提升

据统计

我国高血压患者已超过 2.4 亿人

且趋向低龄化

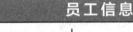

员工信息

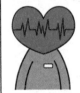

姓名：高血压

工作职责：引爆血管

就职单位：心血管内科

营养 高血压饮食和生活方式

高血压发病重要危险因素

高钠低钾饮食

超重和肥胖

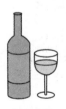

过量饮酒

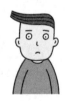

长期精神紧张

其他因素包括：
年龄、家族史、糖尿病等

营养专家表示：
高盐饮食是导致高血压的重要因素之一

世界卫生组织推荐，
每人每天食盐的摄入量应限制在 6g 以内，
而国人每日摄取量约为 12g，大大超标

除了食盐，很多食物，看似不咸，
却可能隐藏着很高的钠含量，
比如方便面、酱油、咸菜……

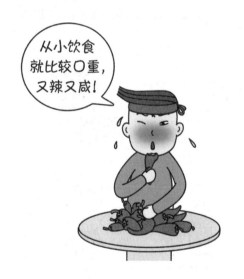

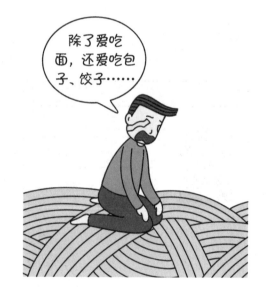

高血压患者想通过某一种食物
实现降压并不现实
但通过合理的饮食模式辅助血压控制
却被多位营养师认可。

"管住嘴"是高血压治疗的基础
任何药物离开这个前提都成了空谈!

协和医院的官方微博 @ 协和医生说,
推荐通过"DASH 饮食模式"降压↓

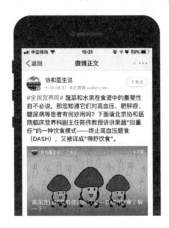

北京营养师协会理事、
中国注册营养师顾中一,
很早就开始在个人微博科普
能降血压的"DASH 饮食模式"↓

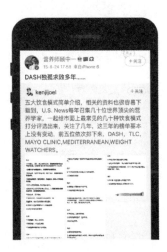

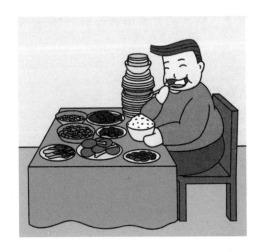

DASH:

dietary approaches to stop hypertension

的缩写

意为阻止高血压的饮食途径

是目前医学界最受推崇的

预防及控制高血压的饮食模式之一

饮食原理：

食用高钾、高镁、高钙、高膳食纤维、

丰富的不饱和脂肪酸的食物

减少饱和脂肪酸饮食

帮助身体排走盐分（钠）

从而降低血压

实践 DASH 饮食法不需要精密计算

哪类食物吃了多少

只要按照比例吃够份数

同时尽量减少盐分的摄取就可以完成

比较容易坚持

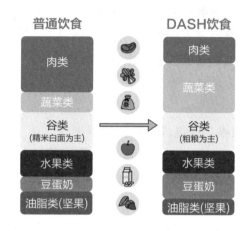

简言之，健康的饮食模式应该包括：

蔬菜

水果

五谷杂粮

奶类（尤其推荐低脂、脱脂）

蛋白含量高的瘦肉、鱼肉

坚果、种子

适量油脂

不建议吃：

饱和脂肪酸含量很高的食物、肥肉等

含糖饮料、甜点

高钠食物

DASH 饮食多年被评为
年度综合最佳饮食方案
饮食也是我们常见的食物搭配
但是放在中国
具体执行还是因体质而异
按照具体的食谱吃很烦琐
建议可以先从这 8 点入手做点小改变

一点点小改变，就能有大大的效果！
先从一两项对你来说最容易的开始
然后一条条增加，循序渐进吧～

主食：一半全谷物、粗粮代替精制米面
煮饭时，一半大米，一半糙米、小米、燕麦米之类的。

逐步增加蔬菜水果
每天午餐、晚餐，增加一份蔬菜，饭后水果补充，有意识地提醒自己。

改掉无肉不欢的习惯
一周里，有两天完全不摄取禽畜肉。

吃新鲜的鱼和肉，避免罐头和加工肉制品
比如香肠、培根、腊肉之类。

油量减半
生活里可以尝试一些控油小技巧，能帮你减少油脂摄入：比如用喷油壶，用保鲜膜擦油、水炒蛋等。

用水果、酸奶或者其他低卡食物，替代零食和甜点

学会看食物标签
有意识地选择低钠、低能量的食物。

准备可能需要的工具
食物秤、小勺、量杯，或者直接购买控盐勺、控油壶。

三、糖尿病这样管理

1. 终于搞懂了，糖尿病原来是这么回事儿！

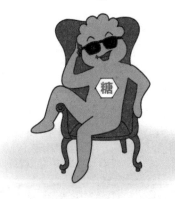

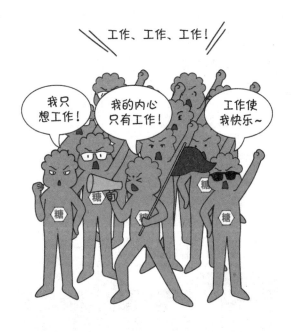

我们都知道
碳水化合物是人体能量的主要来源
几乎所有的食物中都含有碳水化合物
而食物中的大部分碳水化合物进入人体后
最终都会转化成葡萄糖

于是
在我们吃完东西后
一支葡萄糖"求职大军"就出现了

为了能顺利找到工作
消化道里的葡萄糖需要排队进入血管
到达它们各自工作的地方
就像我们坐火车一样
胰腺分泌的胰岛素
就是这趟火车的列车员

葡萄糖顺利搭上列车之后
开始了在人体内的旅行
列车经过每个组织和器官都会停靠一次
然后会有葡萄糖下车工作
理想情况是当列车环游人体一周后
所有的葡萄糖都能找到工作

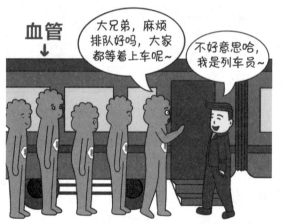

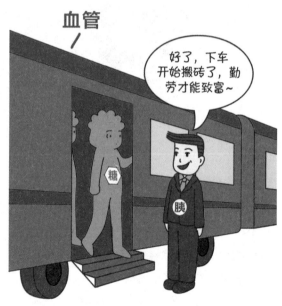

但是如果我们一不小心吃多了
体内的葡萄糖就会出现过剩的情况
这些过剩的葡萄糖找不到工作
就需要胰岛素来妥善的安置它们

首先就要求助
肝脏和肌肉里的糖原大哥
糖原就是葡萄糖手拉手组成的糖链
可以作为人体葡萄糖的库存
当人体葡萄糖不足的时候
糖原就可以分解成为葡萄糖供人体使用

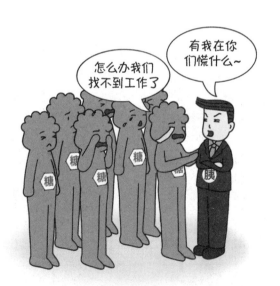
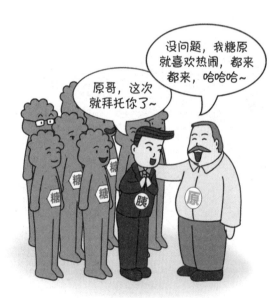

但是糖原的库存也是有限的
如果葡萄糖量超过库存容量
糖原大哥也是无能为力的
但是剩下的葡萄糖还是需要安置
无奈之下的胰岛素只好去找脂肪姐姐

不过很重要的一点是
如果不是胰岛素来找脂肪姐姐的话
脂肪姐姐是不会出门接待的

一般只要身体健康
身体的糖原大哥和脂肪姐姐足够给力
葡萄糖总是能找到工作

但是身体一旦出现问题
糖原大哥和脂肪姐姐就会翻脸不认人
连胰岛素的面子都不给了

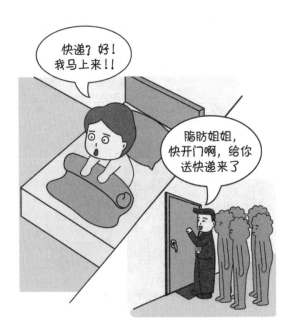

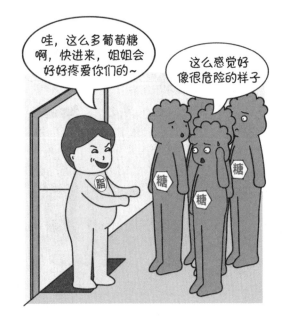

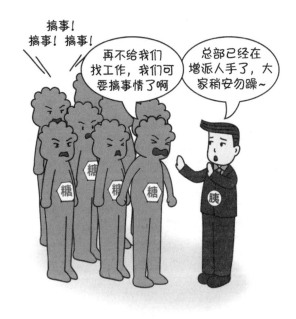

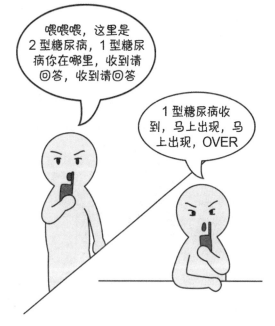

糖原大哥和脂肪姐姐闭门谢客

总部胰腺只好增派人手

更多拜访它们

但是这种方式不一定有效

还会把总部胰腺累得够呛

因为无法识别胰岛素而导致血糖无处可去的情况

我们称作 2 型糖尿病

这类的糖尿病发病时间通常较晚

且与肥胖有很大的关系

还有另外一种情况就是

胰腺受损

无法分泌出足够的胰岛素

导致葡萄糖也无处可去

只能留在血液中

这种胰岛素分泌不足导致的

就是 1 型糖尿病

1 型糖尿病发病期较早

通常青春期就可出现

一般主要注射胰岛素即可控制病情

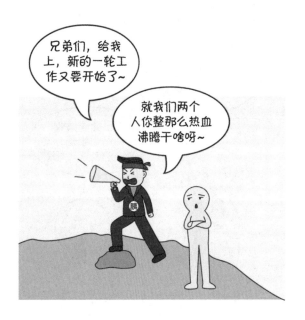

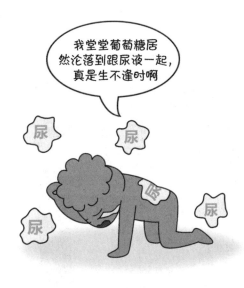

血液是不负责储存葡萄糖的
如果葡萄糖在血液中待得时间过长
就会对身体产生损害

比如血糖过高
就会迫使肾脏通过尿液排出
从而加重肾脏的负担
这也就是糖尿的由来

但是尿中的糖
并不是诊断糖尿病的标准
一般来讲检测糖尿病有 3 种方式
空腹血糖、餐后血糖
还有口服葡萄糖耐量实验

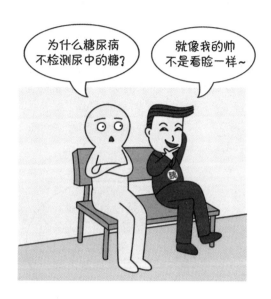

目前中国有 1 亿以上的糖尿病患者
而且现在糖尿病有呈年轻化的趋势
糖尿病不可怕
可怕的是它的并发症

不管是否患有糖尿病
大家还是需要时时注意自己的血糖水平
毕竟事关自己的生命健康
不容有半点马虎

2. 糖尿病作为慢性终身性疾病，前期控制很重要

人体生命活动的基础就是糖类、
脂肪和蛋白质分解代谢
经生物化学反应产生能量和营养物质

所以，糖是那最重要的三分之一
且在身体里和胰岛素的关系相当密切

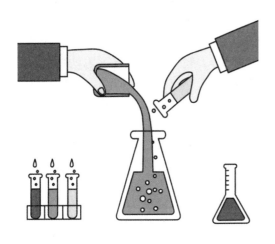

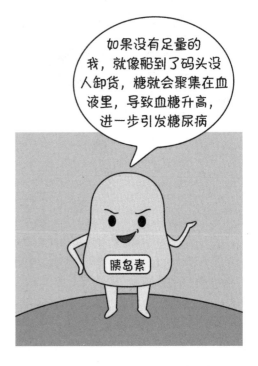

如果没有足量的我，就像船到了码头没人卸货，糖就会聚集在血液里，导致血糖升高，进一步引发糖尿病

胰岛素

糖尿病因为胰岛素分泌不足
伴胰岛素抵抗
导致机体长期代谢障碍
引起多器官损伤

并发症	危害
糖尿病肾病	伤害性最大的肾病，中后期会发展为慢性肾衰竭，引发尿毒症
眼部疾病	一种微血管病变，可导致糖尿病视网膜病变，也称为"糖网"，轻则视力下降，逐渐朝失明方向发展
糖尿病足	足部是糖尿病并发症的"靶器官"，可直接造成足部软组织或足关节的损伤，间接影响足部组织神经系统的病变
卒中	血糖持续性升高，造成血液黏稠，更容易形成血栓，造成脑卒中
糖尿病心、脑血管并发症	病理表现为微血管粥样动脉硬化，和很多发病因素有关，如"三高"、家族遗传、性别、年龄等，直接影响身体健康

糖尿病常见的 3 个类型

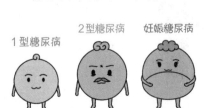

1型糖尿病　　2型糖尿病　　妊娠糖尿病

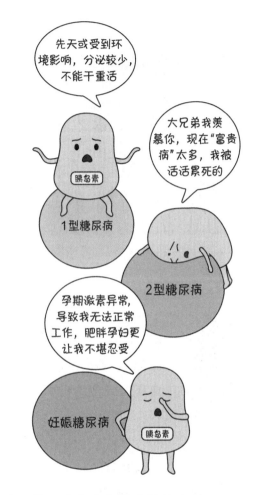

我国糖尿病发病率居世界首位
但是诊断率却只有 30% 左右
每 10 个糖尿病患者中
有 6~7 人不知道自己有糖尿病

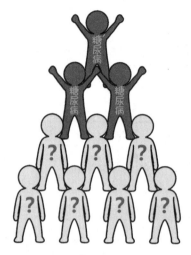

如果出现下面这些症状
就要小心高血糖找上门

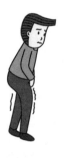

尿多

排尿次数会比较频繁

尿量也会增加

是因为血糖升高

超过肾糖阈值

排入尿中的糖多

容易饿

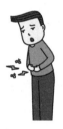

体内糖分随小便排出

血糖不能被送入机体细胞

丢失大量葡萄糖

食量增大却瘦了

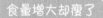

不要羡慕

很可能是高血糖导致的

不能很好地

吸收利用葡萄糖

只能通过分解脂肪

和蛋白质来提供能量

浑身乏力

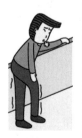

虽然夏天到了

很容易感到疲乏

但是如果一整天

都觉得没精神

就不正常了

皮肤感觉异常

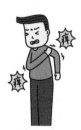

出现皮肤干痒、脖子

或者腋下皮肤颜色变深

有可能是糖尿病

引起的感觉神经障碍导致

年纪轻轻的
若出现视力减退或者患有白内障
是典型的糖尿病症状

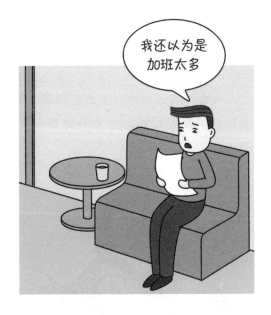

我还以为是加班太多

糖尿病前期非常狡猾
每年体检套餐里的空腹血糖漏诊率高
所以定期做专门的血糖监测更准确
以下高危人群是筛查重点：

① 如果一级家属中有 2 型糖尿病患者

② 办公室一族或者长期久坐者

③ 血脂高或者血脂异常者

④ 动脉粥样硬化性心血管疾病患者

⑤ 40 岁以上人群，建议每年检查一次

⑥ 高血压患者

⑦ 有妊娠期糖尿病史的女性

⑧ 有一过性类固醇糖尿病史的人

⑨ 长期接受抗精神病药物

  或抗抑郁药物治疗

  和少数服他汀类药物治疗的患者

糖尿病由于并发症和药物副作用的影响

致死率较高

所以要坚持早期、长期综合治疗

调整生活方式是

阻止糖尿病前期发展

为糖尿病最有效的方式

饮食类

① 蛋白质的补充

每天摄入的蛋白质中优质蛋白质

应占到 50% 左右

1 个鸡蛋（50g 左右）

1 杯奶制品（250g 左右）

禽类或者鱼虾（100~150g）

适量豆制品

② 脂肪的选择

食用油控制在 20~25g

提倡吃煮、拌、蒸、卤的菜

少吃高脂食品如烧烤、油炸、火锅等

③ 糖类（碳水化合物）

多吃粗粮如燕麦、玉米面、

全麦面包、荞麦等

主食不少于 150g

④ 蔬菜和水果按量补充

主要提供维生素、无机盐和微量元素

每日不少于 500g 蔬菜

多吃纤维素高的：芹菜、韭菜、萝卜等

少吃淀粉量高的：山药、土豆、藕等

血糖控制良好者可摄入一些升糖指数低的

水果

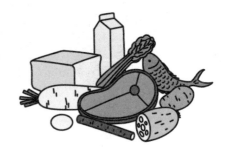

都说糖尿病是富贵病
一定要关注自己的体重
BMI 降到 24 以下最好
每周进行中高等强度运动 150 分钟左右

患者可自备血糖仪
每天即时监测血糖并做好记录
同时每年至少要进行一次血脂检查
以及全面的心、肾、神经、眼底等相关检查

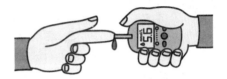

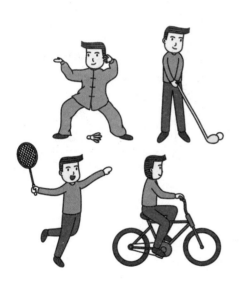

3. 糖友们：终身饮食治疗法，你能坚持吗？

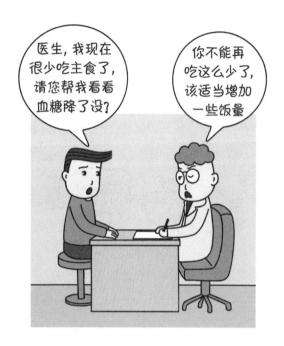

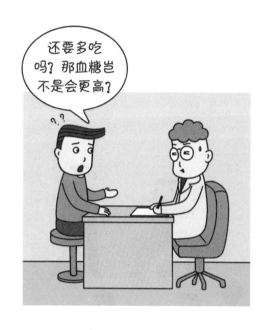

糖尿病饮食常被误解成

减少食量，少吃少喝

其实严格说来

糖尿病饮食控制应该改为糖尿病饮食治疗

对所有糖友们来说

没有饮食治疗

就没有糖尿病的满意控制

根据个人的身高、体重、
活动状况和病情
合理摄入各类食物，均衡营养

体重多少算合适呢？
有个计算公式：
体质指数＝体重(kg)/[身高(m)×身高(m)]
成年人的理想体质指数范围是：
18.5~23.9
中青年糖尿病患者最好不超过 24
老年的糖尿病患者最好不超过 27

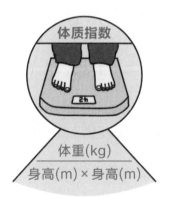

要想控制好体重和血糖
离不开饮食＋运动

糖尿病患者都有不同程度的
胰岛素合成和分泌功能的下降
一旦长期热量摄取过多
会引发血糖和血压升高

糖尿病营养治疗的原则：
控制总热量，建立合理饮食结构，
均衡营养，合理控制碳水化合物、
脂肪、蛋白质的比例，少量多餐，
饮食清淡，低脂少油

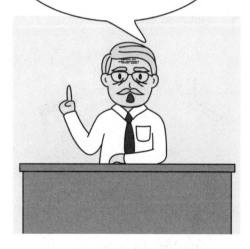

下面说说几个常见的饮食误区：

误区一：控制主食不控制辅食

许多人选择低碳水化合物
或完全减少碳水化合物饮食
其实，膳食中缺乏碳水化合物
将导致全身无力，疲乏、血糖含量降低
产生头晕、心悸、记忆力减退

误区二：甜的都不吃

糖尿病患者不宜吃：
白糖、红糖、巧克力、蜂蜜、
蜜饯、含糖饮料等

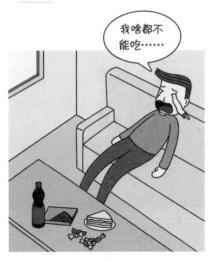

也不是说所有甜的都一点不能吃，
比如甜味剂
口感甜但较少引起血糖波动和增加热量
如木糖醇、甜叶菊类、氨基糖等

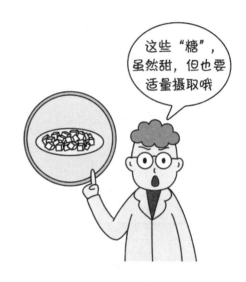

误区三：海产品不限制

海产品为人提供优质蛋白、
脂肪和膳食纤维
富含人体所需的微量元素，比如碘类
但是很多海产品含脂肪量很高
如鱿鱼，胆固醇比较高

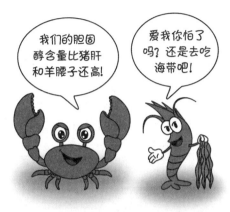

那么，正确的饮食规则应该如下：

控制总热量	每天的主食量在200~400g之间。
少量多餐	减轻胰岛的负担，一天不少于三餐，一餐主食不多于100g。
高纤维饮食	摄入一些粗粮、干豆、绿色蔬菜
清淡饮食	少油少盐，不吃含糖高的食品
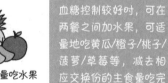 适时适量吃水果	血糖控制较好时，可在两餐之间加水果，可适量地吃黄瓜/橙子/桃子/菠萝/草莓等，减去相应交换份的主食量吃完再查尿糖，好习惯！
戒烟戒酒	尽量不沾烟酒，烟酒不仅引起血糖波动，还增加脂肪肝危害，血管堵塞，引发脑血栓、心肌梗死

误区四：迷信保健产品

有的保健品成分包含维生素、微量元素、高蛋白、高纤维等，确实可以辅助治疗但也只是辅助而已！

尤其警惕三无产品

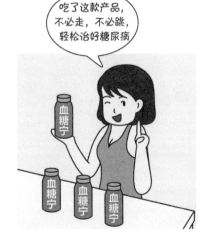

不同种类、不同量的主食，对血糖影响不一样哦

① 不建议长期大量食用第一类主食

② 推荐经常食用第二、三、四类和第一类搭配吃

③ 应尽量避免食用第五类主食

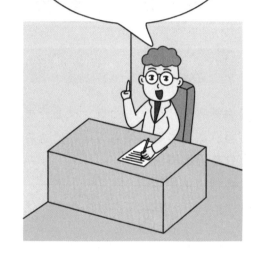

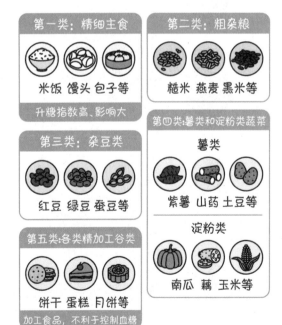

4. 血糖高？吃饭顺序有讲究！

高血糖患者多将目光放在
能吃或不能吃的食物上面
其实除了选择合适的食物均衡搭配外
进餐顺序也会影响血糖变化

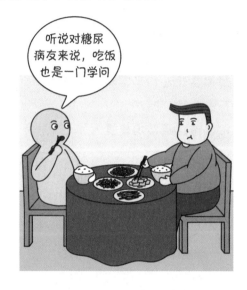

听说对糖尿病友来说，吃饭也是一门学问

北京医院内分泌科主任 郭立新教授

对于糖尿病患者来说，吃饭的顺序特别重要，第一口吃什么，对餐后血糖影响特别大。所以，通过合理的饮食方法和顺序，就能让升高的餐后血糖降回去。而且这种方法不仅能控制血糖，对控制血脂、血压、体重都有好处。

第一口，应该先喝汤

很多人吃饭习惯先吃主食和菜
这样吃，餐后血糖特别容易升高
因此要控制血糖
碳水化合物要留到最后吃

有研究表明
先吃主食，餐后血糖会陡然升高

主食和菜混着吃虽然餐后血糖略有降低，
但依然很高

而最后吃主食，
餐后血糖上升就比较平缓，
最高值也相对理想

此外，水果不建议饭后马上吃，
而应在两餐期间吃

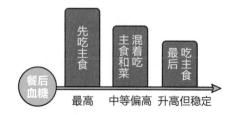

因此糖尿病患者和减重者最佳饮食顺序：
先喝汤，
让胃处于一个充盈状态
容易有饱腹感
紧接着吃蔬菜
再吃肉菜，最后吃主食

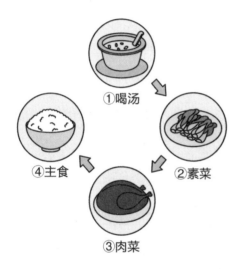

① 喝汤
② 素菜
③ 肉菜
④ 主食

控制血糖，早餐要吃好且吃饱

对控制血糖而言
早餐要吃好，还要吃饱
早餐应该摄入全天 50% 的热量
早餐不仅要吃主食，还要吃肉和菜

午餐摄入全天热量的 30%
晚餐摄入全天热量的 20%
每一餐都要让食物丰富和多样化
都要有蛋白质、脂肪、
碳水化合物、蔬菜均衡摄入

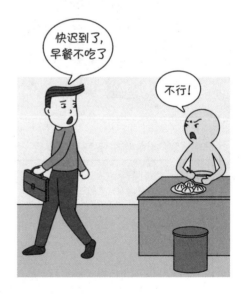

吃饭时间，也影响降糖效果

2019 年美国糖尿病学会 (ADA) 年会上公布的一项研究发现
如果一天的全部主食在下午 3 点以前摄入
对体重的减轻
血脂、血糖的控制都有好处

> 下午3点前就要吃完主食，到了晚上肯定会饿的！

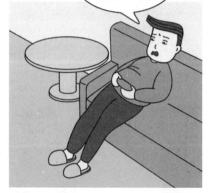

 北京医院内分泌科主任 郭立新教授

> 教大家一个方法，在下午6点前完成进食，一直到第二天早晨8点再吃早餐。这中间的断食时间超过12个小时，相当于间歇性断食。但是，如果白天断食12小时，效果会很差。白天断食夜间进食，会导致睡眠节律紊乱、糖皮质激素分泌紊乱，容易肥胖，血糖、血脂都控制不佳。

控糖饮食注意要点听听专家怎么说

多吃"跨界"主食

糖友适宜选择升糖指数较低的主食，如极少加工的粗粮、小麦、大麦、硬质小麦粉面条等，还有一些"跨界"主食，如土豆、山药、藕等。糖友注意选择这些食物当主食时，一定要相应减去一部分粮食摄入，一般 25g 粮食可以换 150~200g 的"跨界"食物。
——2015 年《健康时报》糖尿病版刊文 张田

多吃叶茎类蔬菜

控制血糖最为重要的营养素是膳食纤维，而在各种蔬菜中，叶茎类蔬菜的膳食纤维含量更为丰富。如芹菜、西兰花、卷心菜、茼蒿、空心菜、菠菜等的茎，这些蔬菜是控糖的好帮手，在每天的控糖蔬菜中，要"重用"，血糖越高，吃的比例越大。
——2016 年《健康时报》糖尿病版刊文 郝孟忠

吃肉首选鱼贝类

红肉食用较多的人群相对于食用较少人群糖尿病风险高 23%，大量食用禽肉与糖尿病风险增加 15% 相关。将红肉换为鱼贝类后，相关风险降低。
——2019 年《健康时报》糖尿病版刊文 杨任华

烹饪方式要清淡

尽量蒸煮而少油炸，可多食用含糖少的蔬菜，用水煮后加一些佐料拌着食用。如果合并有高血压，低盐饮食计划，也可以要求厨师在食物中少添加食盐，同时多饮水。
——2016 年《健康时报》糖尿病版刊文 李红梅

5. 糖尿病患者不是苦行僧，该怎么吃得有数

我们都知道烟和酒精有害健康
却不知道有种物质和烟、酒精
一样对人体危害大
那就是糖！

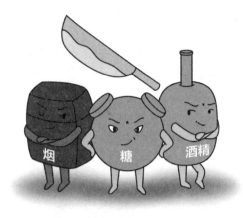

糖尿病
首先是高血糖
然后就是尿中出现葡萄糖
糖尿病一般分 1 型糖尿病和 2 型糖尿病

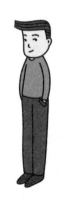
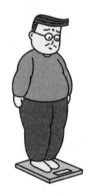

1 型糖尿病多见于　　　　2 型糖尿病多见于
20 岁以下的青少年　　　40 岁及以上成年人，
以及儿童，体形瘦　　　　　体形胖

富含碳水化合物的食物（米饭、面食）
消化后最终被分解为葡萄糖
进入血循环即血糖
所以我们把血液中的葡萄糖浓度
称为：血糖值。

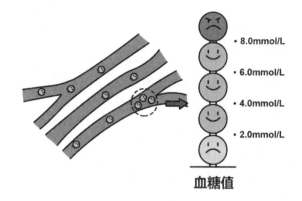

· 8.0mmol/L

· 6.0mmol/L

· 4.0mmol/L

· 2.0mmol/L

血糖值

血糖在空腹时不应超过 6.1mmol/L

胰腺所分泌的胰岛素是
唯一能降低血糖的激素
它好比是血糖和细胞间的桥梁

血糖进入了细胞
就转化成了人体所需能量

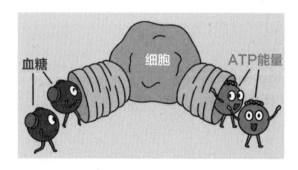

血糖　细胞　ATP能量

一旦人体摄入碳水化合物过多
血糖就会升高
胰腺就需分泌更多的胰岛素
甚至"抱怨"工作量太大
或者"罢工"进行"抵抗"

血糖值就会更高
长此以往，就会形成糖尿病

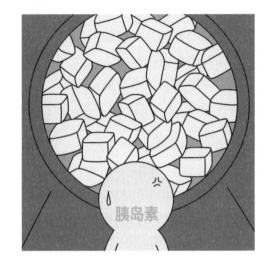

现在很多人开始追求
"低糖"或者"无糖"产品

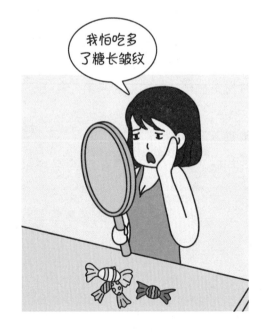

长期摄入高糖饮食容易导致

① 增加患心脏病风险

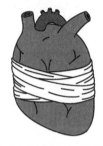

大量摄入糖会影响肠道中的菌群
提高甘油三酯水平
增加人体患心脏病和卒中的风险

儿童时期少喝含糖饮料如可乐、雪碧
就能降低今后患心脑血管疾病的概率

② 损坏牙齿

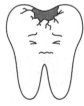

经常饮用含糖饮料
口腔里的细菌可以使糖和食物残渣发酵
形成牙菌斑
酸性物质会损坏牙齿

③ 易肥胖

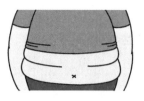

体内过量的糖会转化成脂肪
并产生许多代谢垃圾
造成血管的狭窄或堵塞，危害就更大了

④ 糖尿病足

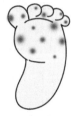

高血糖会造成下肢末梢神经的变性
引起糖尿病足
形成足部难以愈合的溃烂
甚至需要截肢

⑤ 其他

糖尿病还可能造成肾脏的损害
也可能引起眼睛的视网膜病变和白内障

"减糖"是一个漫长的过程
要减少对我们胰腺的伤害
维持血糖正常代谢
从吃入手，非常实用

① 饮食结构

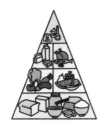

主食定量，每餐一个拳头大小
全谷物、杂豆类占主食的 1/3
建议每天的蔬菜种类至少 4 种，500g/d

② 补充蛋白质

每天摄入 50~100g 蛋白质
例如：大豆制品，豆浆和豆腐
奶制品 (300mL 左右)：牛奶或无糖酸奶
补充鱼类、鸡鸭类食品，
比猪、羊、牛肉好很多，
要避免摄取加工肉类

③ 零食

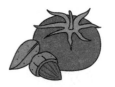

壳类坚果有很高的营养
但每天不宜超过 30g
饿的时候可以吃黄瓜和西红柿，控制血糖
一些甜度较高的水果不宜多吃
而夏天，西瓜是很多人的必备
那么建议减少主食

培养健康的饮食习惯
少盐（6g/d）少油（25g/d）
细嚼慢咽，降低风险

糖尿病患者正确的进餐顺序是：

先吃蔬菜→ 再吃肉 →最后吃主食

糖尿病早期的症状

1 型糖尿病有所谓"三多一少"症状
吃得多、喝得多、尿得多和消瘦

2 型糖尿病的这些表现往往不十分明显

建议定期体检
检查血糖值
或者在家自备血糖仪
科学监测和控制糖尿病

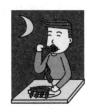
吃得多

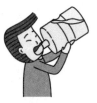
喝得多

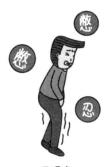
尿得多

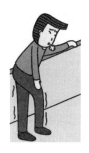
消瘦

6. 糖尿病！管住嘴、迈开腿，您做对了吗？

近年来，人们越来越重视健康
管住嘴、迈开腿
与亚健康做斗争，拥有健康身体
其中作为与膳食营养关系
最为密切的慢性病之一
糖尿病的科学饮食控制广受关注！

有数据统计
中国糖尿病患者数已高达 1 亿多人
平均每 30 秒就有一个人罹患糖尿病
2017 年
我国发布了第一部糖尿病膳食指南
为糖尿病患者的膳食管理提供八大建议
控制血糖，健康生活

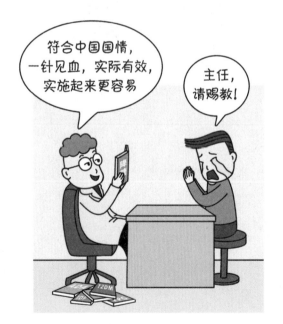
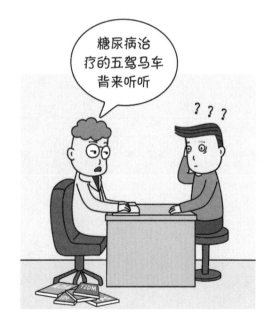

五驾马车：
糖尿病教育、饮食疗法、
运动疗法、药物疗法、自我检测

② 合理饮食
标准体重（kg）＝身高（cm）－105
③ 规律运动
有氧运动，每周至少运动 3 天以上
每次 20~60 分钟

糖尿病综合治疗中的五项重要措施

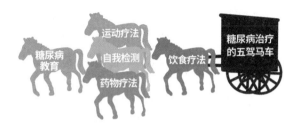

《中国糖尿病膳食指南（2017）》
为全国糖尿病患者提供了八大推荐意见
一起来看看吧

吃动平衡，达到或维持健康体重

① 控制腰围
男性腰围不超过 90cm
女性腰围不超过 85cm

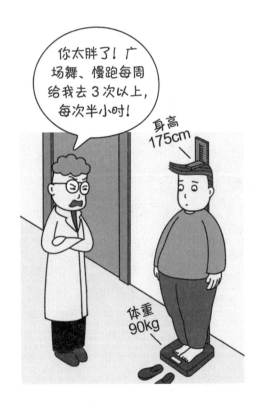

主食定量，粗细搭配，全谷物、杂豆类占1/3

以女性每日需热量 1800kcal 为例
全天可摄入 3~4 份全谷物及杂豆类
以男性每日需热量 2250kcal 为例
全天可摄入 3.7~5 份全谷物及杂豆类
（1 份是指提供热量 90kcal 的量）

主食所占热量　　　　　kcal

性别	全天食物总热量	主食	
		主食占全天热量45%	主食占全天热量60%
女	1800	810（270）	1080（360）
男	2250	1012（337）	1350（450）

注：1kcal = 4.186kJ；括号中为杂豆类及全谷物的热量。

等值谷物薯类交换表

每交换份谷薯类供应蛋白质 2g，碳水化合物 20g，热量 90kcal

食品	质量/g	食品	质量/g
大米、小米糯米、薏米	25	绿豆、赤豆芸豆、干豌豆	25
高粱米、玉米碴	25	干粉条、干莲子	25
面粉米粉、玉米面	25	油条油饼、苏打饼干	25
混合面	25	烧饼烙饼、馒头	35
燕麦片、莜麦面	25	咸面包、窝头	35
荞麦面、苦荞面	25	生面条魔芋生面条	35
各种挂面	25	马铃薯	25
通心粉	25	鲜玉米（1中个带棒心）	200

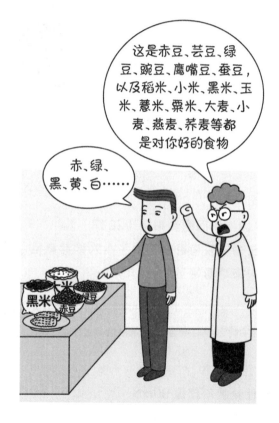

这是赤豆、芸豆、绿豆、豌豆、鹰嘴豆、蚕豆，以及稻米、小米、黑米、玉米、薏米、粟米、大麦、小麦、燕麦、荞麦等都是对你好的食物

赤、绿、黑、黄、白……

多吃蔬菜、水果适量，种类、颜色要多样

蔬菜的升糖指数（GI 值）要低于水果
建议每日蔬菜摄入量 300~500g
两餐之间选择低 GI 的水果为宜

蔬菜、水果的升糖指数

食品	GI 值	食品	GI 值
南瓜	75	西瓜	72
胡萝卜	71	菠萝	66
山药	51	葡萄（淡黄）	56
绿笋	<15	芒果	55
绿菜花	<15	香蕉	52
菜花	<15	猕猴桃	52
芹菜	<15	柑	43
黄瓜	<15	葡萄	43
茄子	<15	苹果	36
鲜青豆	<15	梨	36
莴笋	<15	桃	28
生菜	<15	柚	25
青椒	<15	李子	24
西红柿	<15	樱桃	22
菠菜	<15		

常吃鱼禽，蛋类和畜肉适量，限制加工肉类

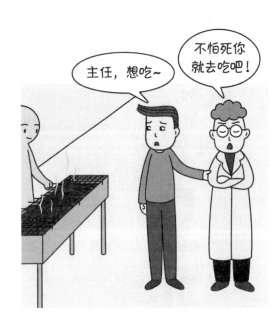

保证每日 300mL 液态奶
或相当量的奶制品的摄入
零食可选择少量坚果
每天不超过 25g

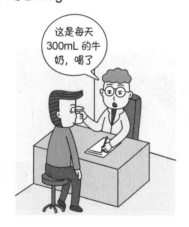

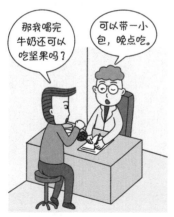

成人每日烹调油 25~30g
食盐用量不超过 6g
推荐饮用白开水
每天饮用量 1500~1700 mL

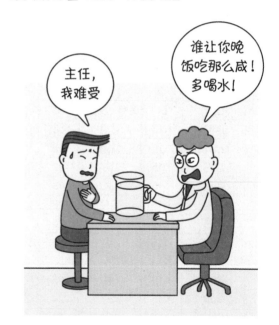

定时定量，细嚼慢咽，注意先蔬菜再肉类后主食的进餐顺序

注重自我管理，定期接受个体化营养指导

糖尿病患者更要做好自我管理
定期监测血糖，及时发现异常
定期体检，防治糖尿病并发症

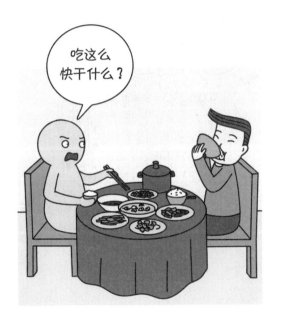

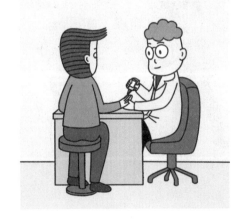

7. 想要远离糖尿病并发症，只要你不做这种人……

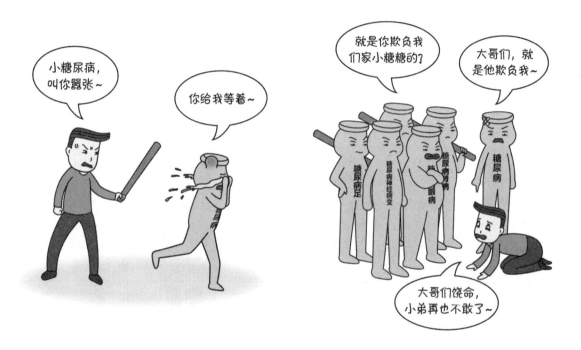

其实
糖尿病本身并不可怕
可怕的是它的并发症
目前已知的糖尿病并发症达 100 多种

而且并发症一旦发生
一般都比较严重
药物非常难以逆转

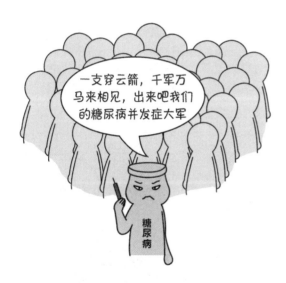

所以
我们要着重预防
离这些并发症远远的

那又该如何预防呢？
只要你不做下面这 10 种人
你就可以离糖尿病并发症远一点

血糖不达标的人

有了糖尿病
控制血糖是关键

空腹血糖超过 7.0mmol/L
或者餐后血糖超过 10.0mmol/L
糖化血红蛋白超过 7.0%
还有经常发生低血糖和血糖波动大
均会加速糖尿病并发症的发生

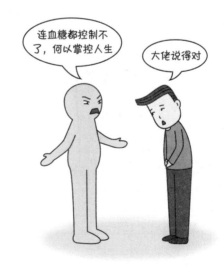

高血压人群

70%~80% 的糖尿病患者合并有高血压
糖尿病和高血压共存
会加速糖尿病并发症的发生
糖尿病患者必须把血压控制在
130/80mmHg（18.7/12.0kPa）

血脂异常人群

总胆固醇、甘油三酯
低密度脂蛋白、高密度脂蛋白
4 个指标只要有 1 个超标
就属于血脂异常

血脂异常会加速动脉硬化的形成
糖尿病心血管疾病并发症
发生风险会大大增加

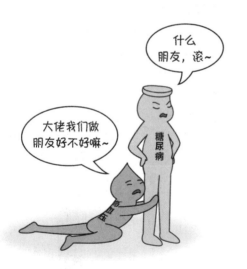

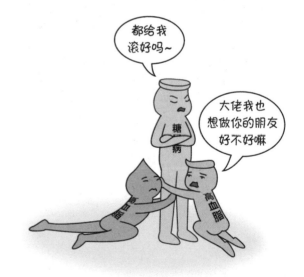

每天寻找糖尿病治疗偏方的人

不相信科学治病
而相信所谓的偏方
治得好算运气好
治不好可能就……

偏方不是万能的
不要轻易尝试

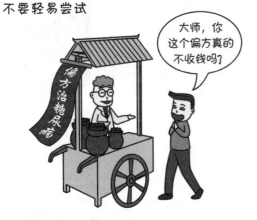

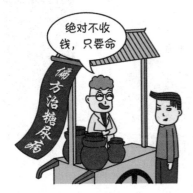

从来不控制饮食的人

饮食是管理好糖尿病的基础
如果不控制饮食
用再好的药物也无法控制好血糖
更别说管理好糖尿病了

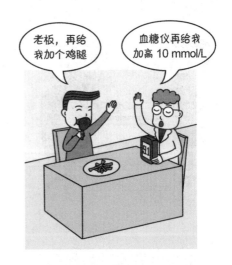

从来不做糖尿病检查的人

目前大多数早期疾病
只有通过体检才能发现
越早发现的糖尿病并发症越容易逆转

并不能通过感觉来控制糖尿病
而从来不做体检的人
发生严重糖尿病并发症的概率会更高

每一位糖尿病病友
都应该学习糖尿病科普知识
制定属于自己的控糖计划
千万不能瞎折腾了

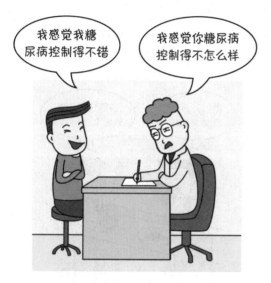

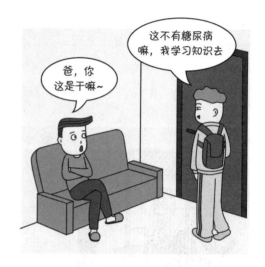

对糖尿病无知的人

对糖尿病越无知就越容易瞎折腾
任性吃喝不运动，随意熬夜不自律
生怕糖尿病并发症来得太慢了

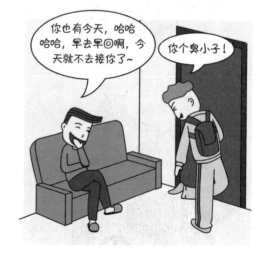

不把糖尿病当回事的人

有些人认为糖尿病
不痛不痒，能吃能喝
能运动能工作
根本不是个病
于是听之任之

可能短时间不治疗影响不大
再过 5~10 年
糖尿病并发症就会如约而至
那时再后悔就晚了

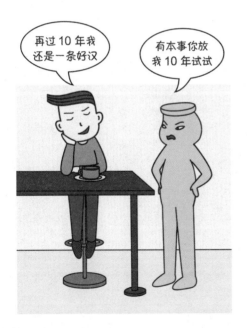

不爱测血糖的人

血糖监测是糖尿病控制的重要方式
不监测血糖不代表血糖好
任由血糖随意发展
血糖控制一定会走下坡路
会加速糖尿病的发生

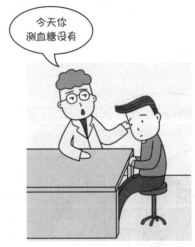

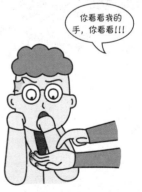

不遵从医嘱的人

术业有专攻
医生给你的治疗建议
一定是有利于你控制病情的

但如果你不按医嘱来执行
自己想怎么样就怎么样
得~
那您还找医生干嘛？

如果你想控制好糖尿病
远离糖尿病并发症
记住
千万不要成为上面这些人

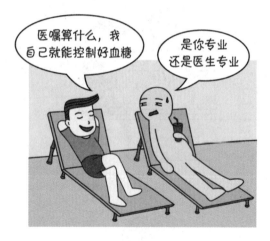

四、其他常见慢病管理

1. 高尿酸这样控制，告别疼痛

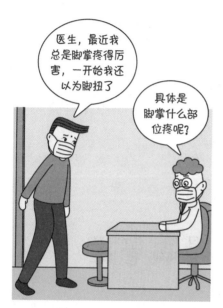

尿酸在医学上的正常值：

成年男性

200~416μmol/L（3.3~6.9mg/dL）

成年女性

150~357μmol/L（2.5~5.95mg/dL）

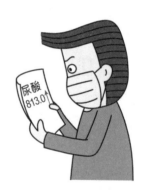

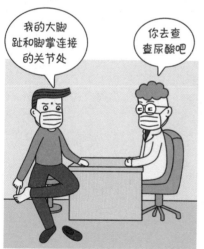

一般大于 420μmol/L
就代表尿酸高了
也叫高尿酸血症

肾脏就是处理尿酸代谢的地方
每天人体生成的尿酸
有三分之二经过肾脏排泄
肾小球和肾小管功能正常
是保证尿酸排泄的重要条件

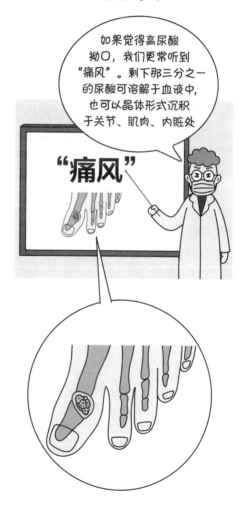

为什么我的尿酸这么高呢?

其实很好理解，我们的身体就像一个工厂，尿酸就好比工业废物。废物产生的速度以及垃圾处理能力决定了工厂里能存放多少垃圾

如果觉得高尿酸拗口，我们更常听到"痛风"。剩下那三分之一的尿酸可溶解于血液中，也可以晶体形式沉积于关节、肌肉、内脏处

"痛风"

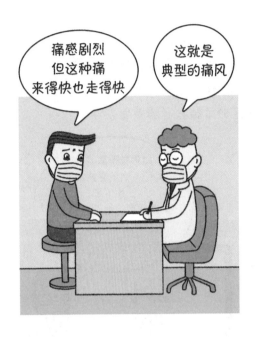

痛感剧烈
但这种痛
来得快也走得快

这就是
典型的痛风

尿酸除了会在关节、
耳廓等部位沉积外
产生的尿酸盐结晶和结石
长期沉积在肾脏
会慢慢损伤肾脏功能
肾功能异常又导致尿酸排泄困难
进入恶性循环

另外，尿酸还可能沉积在大血管壁上
造成血管壁钙化
与后期的高血压、糖尿病都有关系

痛风是由血尿酸升高引起的
但不是所有血尿酸高就一定会引发痛风
概率为 5%~10%
高尿酸持续时间越长
发展为痛风的可能性就越大

痛风，虽痛在关节
但伤在肾，二者互为因果

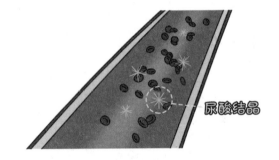

尿酸结晶

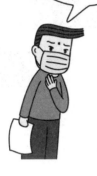

听说高尿酸会带来这么多危害，真是吓了一跳，还好发现早！

动物性食物	
畜类	• 动物内脏中：嘌呤最高 • 畜肉中：猪肉嘌呤含量最高 • 肝脏中：猪肝嘌呤含量最高
禽类	• 鸡肉嘌呤含量最高，是鸭肉和鹅肉的25倍 • 肝脏中：鸭肝嘌呤含量最高，鹅肝、鸡肝次之
海鲜类	• 草鱼嘌呤含量最高，黄花鱼次之 • 贝类及虾类的嘌呤含量远高于鱼、蟹类

植物性食物	
干豆类及制品	• 干制菇类的嘌呤含量远高于新鲜菇类 • 干豆及制品嘌呤含量高
植物加工液体	啤酒嘌呤远高于烧酒、果汁等

我们来看看尿酸的来源：
外源性 + 内源性

有三分之二的高尿酸是内源性
也就是人体代谢自行产生的

外源性是指食物中的嘌呤等分解产生的
约占三分之一
其中动物性食物中的嘌呤
明显高于植物性食物中的嘌呤

如今，我们的饮食结构
导致痛风逐年增加
成为仅次于糖尿病的第二大代谢疾病
是真正的"隐形杀手"

高血压

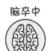
脑卒中

高尿酸

痛风

冠心病

肾结石

糖尿病

根据尿酸的来源
应对尿酸高
我们可以牢记4个字"节源开流"

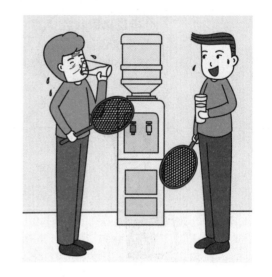

"节源"就是尽量减少外源性嘌呤的摄入
①少吃高嘌呤食物，
比如猪肉、鸡肉和贝类等
②少喝啤酒
③多食有利于控制嘌呤摄入量食物：
奶制品、蔬果、黑色食品等
还可以遵医嘱服用减少尿酸生成的药物

"开流"就是促进尿酸的排出：
①多喝水，促进尿液排出，
降低尿酸浓度
②遵医嘱使用药物来抑制肾小管
对尿酸的重吸收，
或者增加肾小球对尿酸的滤过

2. 瘦人也会得脂肪肝！要做的干预不比胖人少

公司有个女生，身形苗条，但是最近检查出了脂肪肝，让她苦恼不已，觉得脂肪肝这种"富贵病"，怎么会找到她身上呢？

脂肪肝可不是肥胖者的专利 瘦人中并不少见！

正常情况下
我们摄入的脂肪通过血管进入肝脏
与肝脏中的载脂蛋白结合
形成脂蛋白，再进入血液循环

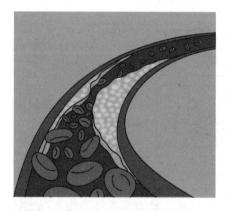

如果这个代谢过程出现了问题
就容易导致脂肪堆积在肝脏细胞
还影响糖、蛋白质的正常代谢

胖瘦和脂肪肝是一个U形关系，过瘦和过胖都容易得脂肪肝，肥胖是因为脂肪过剩，而瘦人得脂肪肝主要是下面4个原因：

过度节食	由于蛋白质缺乏，为了维持血糖，机体就会分解脂肪，导致血液中增多的游离脂肪酸进入肝脏
喜欢饮酒	乙醇在肝细胞里进行代谢，变成乙醛、乙酸，引起肝损伤
缺乏运动	看起来虽然不胖，但体脂肪偏高
受糖尿病、高血压、痛风、高血脂等慢性疾病的影响 糖尿病 高血压 高血脂 痛风	脂肪肝与心脏代谢功能障碍有密切关系，也容易发生胰岛素抵抗等

脸和手都是瘦的，但是不能坐下来，否则肚子会显形！

有种是身形瘦，但是肌肉少，是体脂高的表现。当内脏脂肪沉积过多，会出现脂肪肝

腹式肥胖：

男性腰围 ≥ 90cm

女性腰围 ≥ 85cm

是代谢综合征的重要危险因素

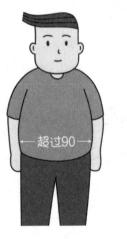
←超过90→

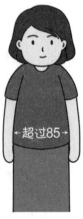
←超过85→

奉劝一些想快速减肥的人，短期内即使瘦了，分解的脂肪过多也会堆积在肝脏，导致脂肪肝

那些长期吃得比较清淡的人，为什么也会得脂肪肝呢？

有以下几个原因~

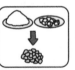
虽然素食者不吃肉，但是吃进去的淀粉和糖分不一定少，也会转化成脂肪

部分素食者优质蛋白吃得较少，影响脂肪运输，造成脂肪在肝脏堆积

可能运动较少，导致脂肪消耗不足

总之，脂肪的代谢是一个动态平衡，也会由其他的物质转化而来，并不是吃得少脂肪囤积就少

脂肪肝分级

正常肝脏：脂肪量不超过 5%
轻度脂肪肝：脂肪量 5%~10%
中度脂肪肝：脂肪量 10%~25%
重度脂肪肝：脂肪量 25% 以上

"轻度"脂肪肝完全可以发生肝损害，变成脂肪性肝炎，"重度"脂肪肝也可能不发生肝损害

正常肝脏	轻度脂肪肝	中度脂肪肝	重度脂肪肝
5%	10%	25%	......

所以
无论脂肪肝的程度或轻或重
都需要重视

这种程度的划分
代表肝细胞"变胖"的程度
和肝细胞是否破裂、损害
进而造成肝功能异常不一定成正比

肝脏是个沉默的器官，很多时候习惯了默默承受，只有发展成较晚期的肝硬化，才会出现黄疸、腹水、呕血、黑粪等症状，到时演变为癌症，可没有后悔药吃！

现在肝病越来越年轻化，临床上发现和诊断脂肪肝的方法很多

超声检查

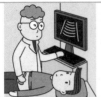

经济实用，可做出定性诊断，对轻度脂肪肝诊断敏感度低

振动控制瞬时弹性成像（VCTE）

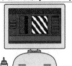

超声的补充手段，广泛用于脂肪肝和肝纤维化的无创定量评估

CT

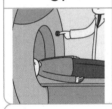

和B超类似，但费用较高

磁共振检查

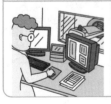

是无创定量评估肝脏脂肪含量和敏感诊断轻度脂肪肝的方法，费用高

其实就算不幸患上了脂肪肝，及时进行饮食和运动管理，不仅能控制其发展，还可能逆转脂肪肝

那像我同事这种比较苗条的女生，有什么好办法给肝脏"减减肥"呢？

如果是轻度脂肪肝的话，建议从合理化饮食结构和适当运动两个方面着手

饮食类

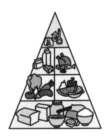

肝的再生功能主要依靠蛋白质，适当补充蛋白质	牛奶、鱼、瘦肉等蛋白质丰富的产品
适量摄取维生素C有助于清洁肝脏，减少脂肪沉积	鲜枣、猕猴桃、芹菜、菠菜、樱桃等
Ω-3脂肪酸对肝脏有一定的保护作用	秋刀鱼、亚麻籽、深海鱼油、坚果等

运动类

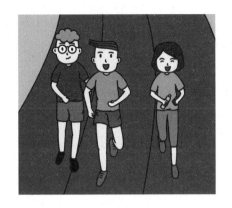

每周坚持 4~5 次中等量的有氧运动
或者每周 3 次高强度有氧运动 20 分钟，
还可以每周 2 次力量型训练，每次做 8~10 组

少吃多动，慢慢坚持，效果
看得见！

3. 体检查出轻度脂肪肝，到底该怎么办？

说到这脂肪肝
那可是体检报告上的常客
目前世界范围内
10 个普通成年人就有 2~3 个脂肪肝患者
而肥胖人群的脂肪肝比例
更是达到了可怕的 60%~90%

相信很多朋友在拿到体检报告的时候
也是一脸茫然
"脂肪肝"到底是什么？
可以吃吗？

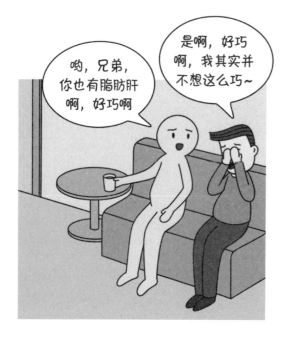

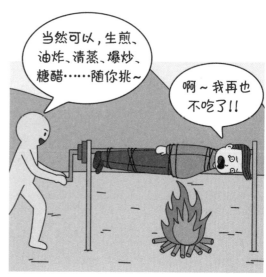

广义的脂肪肝，包括
"酒精性脂肪性肝病"
和"非酒精性脂肪性肝病"
平时我们所说的脂肪肝
指的就是非酒精性单纯性脂肪肝
是一种代谢应激性肝脏损伤

那么我们又是如何患上脂肪肝的呢？

简单来说
肝细胞内脂质沉淀是此病的基础
而脂质沉淀主要有 3 个方面的原因

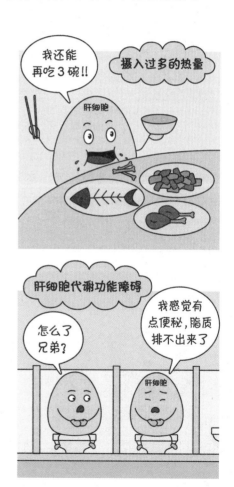

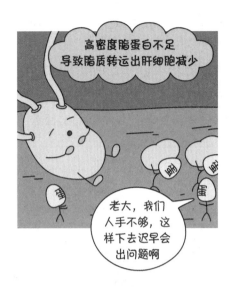

当然，基因也是个非常重要的因素
不过，就算基因再好也不能瞎折腾
而基因不怎么好的
比如直系亲属中有患过类似肝脏疾病的
就需要特别注意了

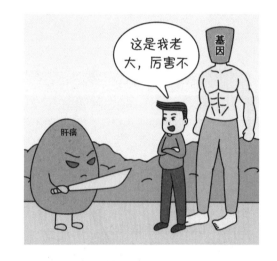

而造成肝脏脂质代谢问题的原因也有多种
甚至连营养不良都会造成脂肪肝
没错，就是营养不良

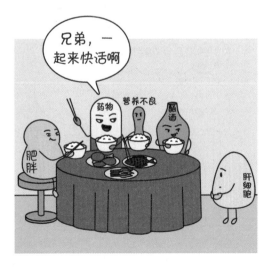

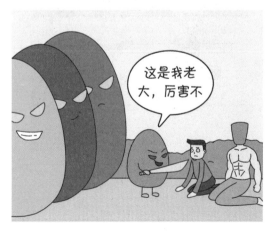

很多朋友查出脂肪肝

感觉也没什么问题

该吃吃该喝喝

一旦发展到中度或者重度脂肪肝时

乏力、恶心、呕吐、食欲不振、腹痛等症状

就随之而来

脂肪肝不仅损害肝脏

还常常伴随糖脂代谢异常

对全身组织、器官都会造成影响

而且脂肪肝患者代谢综合征

2 型糖尿病和冠心病的发病率显著增高

预期寿命也比健康人群要短

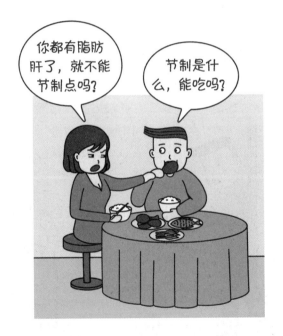

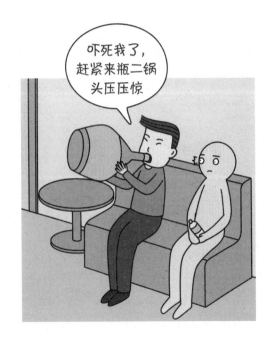

有了脂肪肝
当然不能坐视不管
那到底要怎么办呢？

对于"懒癌"晚期的人来说
吃药远比"少吃多动"容易
那保肝药能治脂肪肝吗？

临床上并不推荐保肝药治疗脂肪肝
那保健品有没有用呢？
两个字——"没用"
再好的药也没法把脂肪从肝里赶出来
何况这些配方不明的保健品
弄不好还会加重病情发展

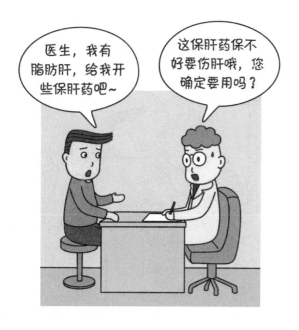

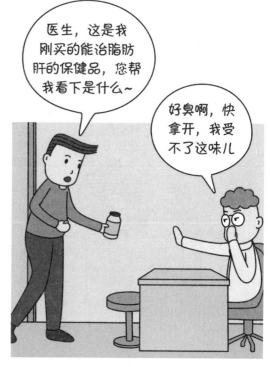

这也不行，那也不行
那到底要怎么办才好呢？

其实大部分的脂肪肝源于
不健康的生活习惯
最佳的治疗策略就是
控制饮食、戒酒和锻炼

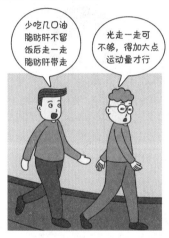

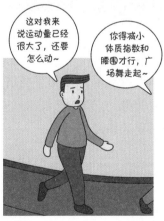

少吃多动
管住嘴，迈开腿
脂肪肝什么的都是小儿科
亲们赶紧动起来吧！

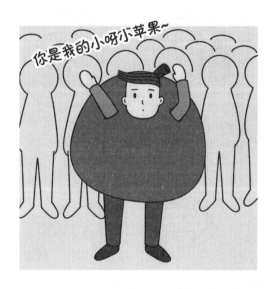

4. 体检查出肺结节怎么办？指南看这里

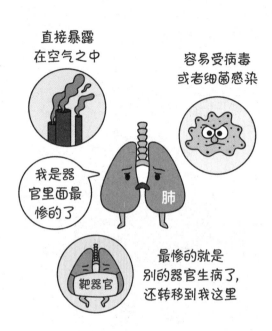

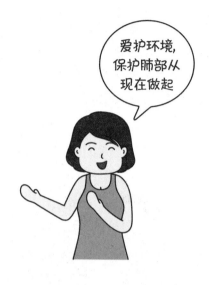

中国肺到底有多"脆弱"呢？
在中国，有超过 50% 的人患有咽炎
尘肺病患者有接近 90 万之多
肺癌是中国的第一大癌

很多肺病都有因可查
比如感染性肺部疾病、肺部肿瘤
或者与职业相关（粉尘性）肺部疾病等

还有一些肺部疾病
则在影像学检查中表现为结节样病变
比如：炎性假瘤、结核球
以及肺癌的早期病灶

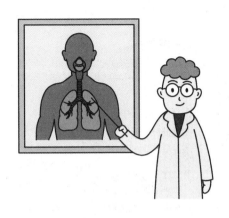

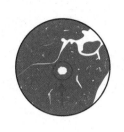

良性结节

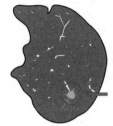

磨玻璃密度结节

肺结节是指单个
或两个及以上的边界清楚、
影像学不透明、
直径 ≤ 3cm 的组织
超过 3cm 就叫作肿块了

肺结节可分为 3 种：
实性结节
部分实性结节
磨玻璃密度结节

恶性概率：
部分实性结节 > 磨玻璃密度结节 > 实性结节

①良性结节转变为肺癌的可能性很低；
但有一种"不典型瘤样增生"病变，若
不及时发现和治疗，会演变为肺癌；

②结节越大，恶性可能性越大；

③结节增长速度越快，恶性可能性越大；

④结节长得越"古怪"：分叶、毛刺、
胸膜牵拉、含气细支气管征和小泡征
等，恶性可能性越大

为什么以前很少听说肺部结节
而现在越来越多的人得了这个呢？

肺结节没有明确的病因	缺乏预防性措施
人们体检意识不强	很少做肺CT检查
筛查技术有限	容易查漏

以下几类人群应该着重注意，定期筛查：
① 年龄 >50 岁，吸烟史 >20 包·年
（即每天吸烟包数 x 吸烟年数）
② 长期从事粉尘性环境工作者
③ 长期二手烟吸入者
尤其是 30 岁以后的女性
④ 有肺癌家族史者

目前最有效的筛查方式
是低剂量螺旋 CT 检查

低剂量螺旋 CT 具有
低辐射、高分辨力、无创、快速等特点
且 CT 可采用多种影像后期处理技术
来发现肺内数毫米的非钙化结节

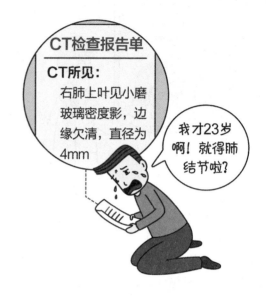

拿到体检单先别慌，先问自己 3 个问题：
是否得过其他恶性肿瘤
是否患有免疫缺陷疾病
是否年龄小于 35 岁

若都为否
体检时偶然发现肺部结节灶
可参考下列标准或直接咨询医生哦！

中国实性肺结节处理

来源：《中国肺部结节分类、诊断与治疗指南》

结节类型	结节大小	结节处理
高危结节	>15mm或8~15mm伴有恶性CT征象	多科会诊，决定进一步检查
①恶性可能性高，首选外科手术；②恶性可能性低，抗感染治疗5~7天，1个月后复查，缩小者2年复查		
中危结节	5~15mm且无明显恶性CT征象	3个月后复查，若增大按高危结节处理，若无生长则随访2年
低危结节	<5mm	1年后随访，若增大按高危结节处理，若无生长则年度随访

注:恶性CT征象是指分叶、毛刺、胸膜牵拉、含气细支气管征和小泡征、偏心厚壁空洞

中国部分实性肺结节处理

来源：《中国肺部结节分类、诊断与治疗指南》

结节类型	结节大小	结节处理
高危结节	>8mm	多科会诊，决定进一步检查。明确诊断、手术切除或3个月后进行CT复查
①增大或无缩小，建议手术切除；②缩小，建议6个月、12个月和24个月复查CT，后可长期每年复查，随访至少3年		
中危结节	≤8mm	建议3个月、6个月、12个月和24个月持续薄层CT扫描，并做结节的薄层三维重建

中国磨玻璃肺结节处理

来源：《中国肺部结节分类、诊断与治疗指南》

结节类型	结节大小	结节处理
中危结节	>5mm	建议3个月、6个月、12个月和24个月持续CT检查
低危结节	≤5mm	年度CT复查观察生长性

秋天昼夜温差较大
很容易引发感冒
但如果出现：
新发的持续的咳嗽、咳痰
有时候痰中带血丝，呼吸急促

活动后上气不接下气
胸背部疼痛问题
要警惕是否为早期肺癌
及时做胸部 CT 筛查

5. 体检发现甲状腺疾病，我们该怎么办?

跟你们说一个事儿
根据我体检君多年的研究发现
甲状腺的异常
在体检报告中可以说是很常见了

常见的甲状腺异常状况包括
甲状腺结节、甲亢、甲减……
而每个人看到这些异常情况
反应也各不相同

有的人开启了佛系模式
平静、淡然
发现了甲状腺异常
内心毫无波动
甚至还想来一段 rap

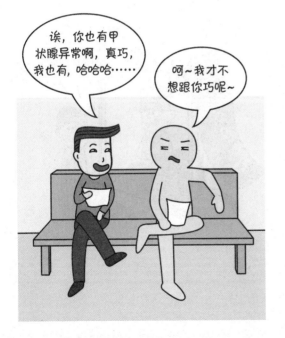

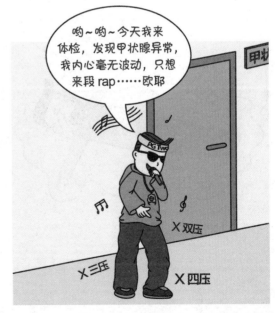

而有的人则是躲在角落
瑟瑟发抖
甚至连后事都想好了

还有一种存在
就是被吓得病急乱投医
相信所谓的偏方
钱花了不说
弄不好还容易治出问题

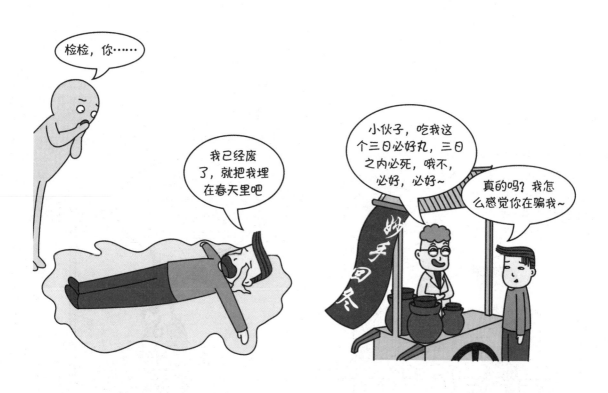

体检发现了甲状腺有异常
不管它肯定是不行的
有些甲状腺疾病呢比较隐匿

它会伪装成"亚健康"的样子
危害我们的身体
比如说"甲减"同学

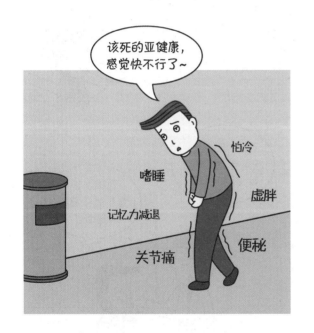

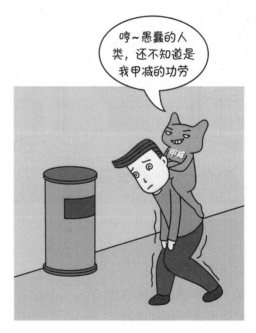

但是呢也不用过分担心
一般的甲状腺疾病
通过科学的治疗是可以康复的

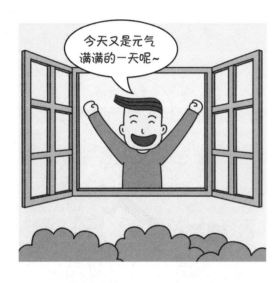

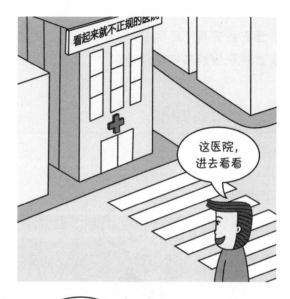

这里很重要的一点
就是千万不要盲目地治疗
一定要选择正规的医院
还有科学的治疗方法

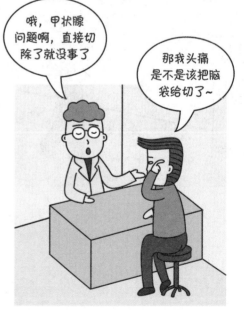

有些甲亢患者用碘-131治疗后
变成了甲减

还有些患者手术切除了结节
结果术口留了疤
还经常复发
越治越糟

对已经确诊的甲状腺疾病
要根据医生的意见
选择科学、正规的治疗方法
对症治疗

最后呢
在生活中要注意调养
才是最好的良药

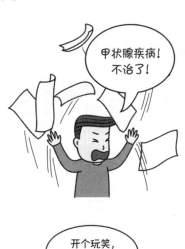

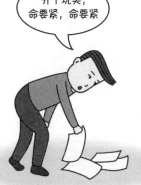

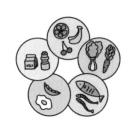

合理饮食

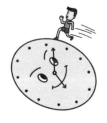

规律生活

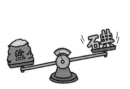

节制摄碘

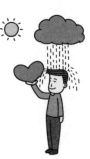

保持良好的心态

如果发现甲状腺疾病呢
首先要到正规医院
做进一步的检查
包括甲状腺功能检查、超声等

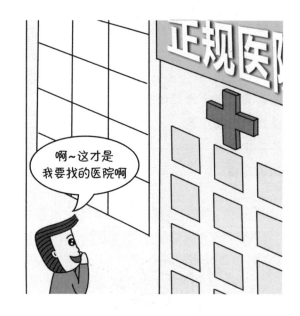

6. 颈椎越来越差？真的要重视了！

当今快节奏的生活
繁重的工作压力
熬不完的夜
让我们的颈椎越来越差

好好的脖子
怎么会变得越来越痛呢？

来看看正常的颈椎
颈椎骨一共 7 块
由椎间盘和韧带相连
形成稍向前凸的生理弯曲
像一个"C"
由于这个生理弧度的存在
才能够承担整个头颅的重量
并完成各种动作

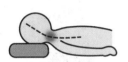

睡很高的枕头

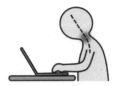

长期低头办公

低头玩游戏

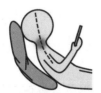

**在床上半坐
半躺玩手机**

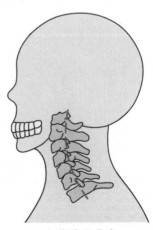

正常生理曲度

可是慢慢地
我们在使用过程中不注意保护和保养
这个弧度慢慢就不存在了
变成了这样

一旦生理曲度发生变化
颈椎承重能力下降
不再能够缓冲压力
会发生退行性病变及颈椎间盘突出

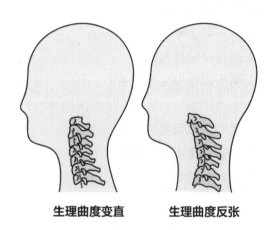

生理曲度变直　　　　生理曲度反张

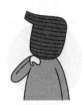

肩颈僵硬、紧张。时间久了会造成肩颈疼痛、不适

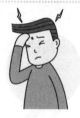

颈曲变直会使椎动脉受压，引起大脑供血不足，使人容易疲劳、头晕、头痛

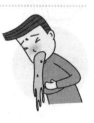

颈曲变直和肌肉的改变还会压迫到相关神经，使肢体麻木、恶心呕吐等

还会大大增加骨质增生、颈椎间盘突出等毛病

大家可以来检测一下
自己的颈椎是否健康

把头缓慢地
向前、后、左、右各个方向旋转，
并分别停留一分钟，
看是否顺畅，并检查颈部疼痛感

略微低头，从颈后部最突出的部位
即第七颈椎开始数起
往上依次用手轻轻地按压颈椎和左右两侧
如果有疼痛、恶心、头晕的感觉
就可能是你的颈椎在亮"红灯"了！

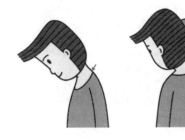

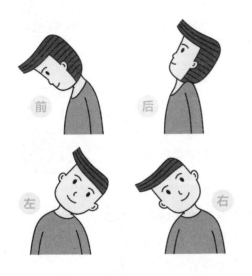

"三分治七分养"
平日里忙完工作
下班我们要避免当个"低头族"
看手机的时候尽量把手机抬高些
能和眼睛保持一个高度最好

可参考下面的方法，来保养我们的颈椎

996 的工作者

要间隔一两个小时起来运动一下

①屈伸动作。

轻轻低头，慢慢仰头，舒缓我们的肌肉

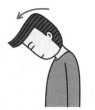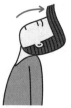

②耸肩、缩脖、活动肩胛

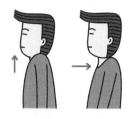

③双手交叉，置于脑后，头往后，手往前，头手对抗，坚持 20 分钟

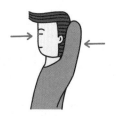

换个枕头：正常高度的枕头是我们一侧耳垂到同侧肩膀外缘的高度，枕头不宜太软，枕上后，颈椎能够保持良好的弧度

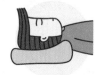

不要趴在桌子上睡觉：趴在桌子上会因为颈椎过度屈曲、腰椎处在屈曲受力状态，肌肉容易疲劳和缺血，加速颈椎退变

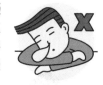

要防止颈部着凉，毛细血管收缩会导致血液运行不畅，尤其夏天不要对着空调风口吹

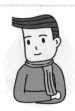

不奢求变成美艳的天鹅颈

每天花个 10 分钟运动，

对颈椎有大大的好处哦

7. 胃，原来你是这样变坏的

随着体检的普及
越来越多的人发现了自己的胃有毛病
中国胃病新发病例
已经接近全世界胃病人数的一半

我们身体所需的营养物质靠肠胃吸收
一旦我们的胃出了毛病
就会导致我们身体虚弱
免疫力下降
进一步还会导致胃癌

来看看胃是怎样一步步变坏的吧

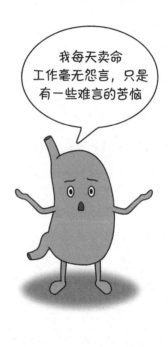

> 我每天卖命工作毫无怨言，只是有一些难言的苦恼

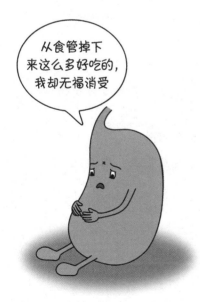

> 从食管掉下来这么多好吃的，我却无福消受

幽门螺杆菌

唯一可以在胃酸下存活的微生物种类
是胃天生的敌人
附着在胃壁上，破坏胃黏膜
与多种胃部疾病相关

比如胃黏膜萎缩、
慢性胃炎、消化性溃疡等
是胃癌的Ⅰ类致癌原
还可以通过唾液、
胃液、粪便传染给别人

正常情况下，进食后的胃
可容纳 1500~2000mL 的食物
相当于 4 瓶矿泉水

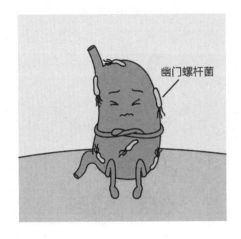

幽门螺杆菌

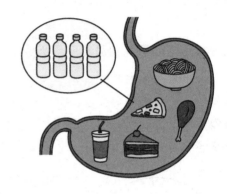

传播重点：
便后不洗手
不使用公筷
病症：
反酸、烧心、胃痛
急性/慢性胃炎、口臭等

暴饮暴食会导致胃超负荷工作
而过度节食导致胃里没有食物
但胃酸却不断分泌
导致胃黏膜水肿
严重时可导致胃炎、胃溃疡

不吃早餐

当我们睡觉时
仍少量不停地分泌胃酸
8 小时以上的积攒
就足以对我们的胃造成伤害
现在很多人有各种借口不吃早餐
不仅伤胃，还会增加患高血压、
糖尿病、肥胖症的风险

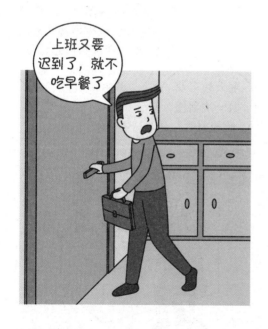

当然，还有熬夜、烟酒、压力大
家族遗传、药物刺激等的苦恼
慢慢的胃就变得脆弱多病

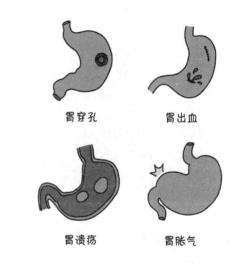

胃穿孔　　　　胃出血

胃溃疡　　　　胃胀气

出现以上这些毛病我们可能感受还不深
觉得可以再拖一拖
其实从胃炎到胃癌
只需要 4 步
需要 5~10 年，可能更短

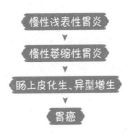

慢性浅表性胃炎
↓
慢性萎缩性胃炎
↓
肠上皮化生、异型增生
↓
胃癌

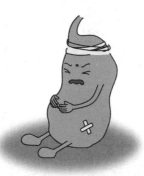

有三大类人群要重点筛查
① 40 岁以上的高危人群：
占到胃癌患者总数的 94%
② 感染幽门螺杆菌的人：
通过做碳 13 或碳 14 呼气试验法
发现幽门螺杆菌
③ 有血缘关系的亲属得过胃癌：
5%~10% 的胃癌有家族聚集倾向

大部分早期发现的胃癌
5 年生存率可超过 90%
如果发现得晚
5 年生存率低于 30%
胃镜筛查
能大大提升早期发现胃癌的机会

胃镜，可直接观察到
被检查部位的真实情况
还可以通过对可疑病变部位进行病理活检
进一步明确诊断
是上消化道病变的首选检查方法

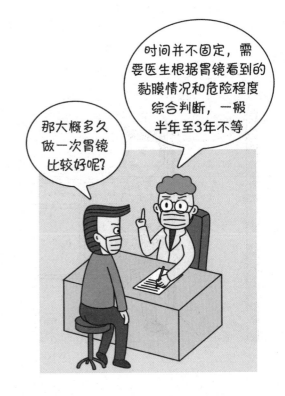

那大概多久
做一次胃镜
比较好呢？

时间并不固定，需
要医生根据胃镜看到的
黏膜情况和危险程度
综合判断，一般
半年至3年不等

为了保护我们的胃
靠养更靠防
饮食是最关键的因素
以下 6 种吃法最好远离

① 烫

火锅、串串、胡辣汤
这些刚出锅的滚烫食物
会对胃造成不可逆的伤害

② 辣

麻辣烫、烧烤、麻辣小龙虾等
是消化科医生最忌讳的食物
太麻太辣都会刺激我们娇嫩的胃

③ 咸

高盐饮食与胃癌有密切关系
最好每人每天不超过 6g 食盐

④ 熏

像腊鱼、腊肉等食物经过烤或者烟熏后
容易产生 3, 4- 苯并芘和环芳烃类物质
都是明确的致癌物

⑤ 乱

饥一顿饱一顿
三餐不规律对胃伤害很大
最好每餐都七八分饱

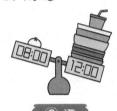

⑥ 酒

酒精被医学界列入 Ⅰ 类致癌物
长期饮酒刺激胃黏膜
加大胃癌发病风险

如果我们的胃部长期不适
反复出现反酸、烧心、消化不良等情况
一定要及时去医院就诊

8. 怎么年纪轻轻的，肾就开始不行了？

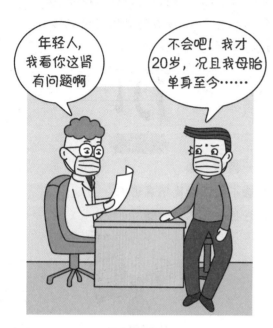

也就是说：第一批零零后"肾"已经开始有问题了！

每年 3 月的第二个星期四是世界肾脏日

咳咳，此腰子非彼腰子，不要被小广告欺骗了……

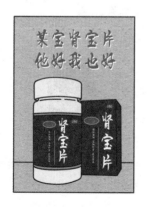

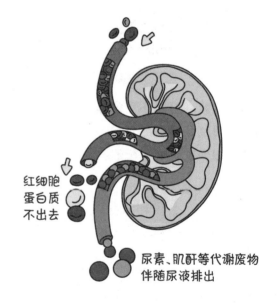

红细胞
蛋白质
不出去

尿素、肌酐等代谢废物
伴随尿液排出

	主业	副业
净化血液	每分钟过滤1L的血液	调节血压
	每小时将人体血液过滤12遍	促进造血
排出尿液	血液经肾小球过滤后，流经肾小管，不被吸收的水、无机盐、尿素就形成了尿液	维持牙齿和骨骼的健康生长

判断一个人的肾好不好
就要看他肾脏的滤过功能了
来看看一些常用的测量指标

血肌酐

血肌酐是一种代谢废物
如果我们的肾脏滤过功能好
那血液里的肌酐只会留下很少一部分
大部分的都被滤过排泄了
（临床应用最广、最常见又很方便实惠）

血肌酐平均水平
男性在 80μmol/L 上下
女性在 60μmol/L 上下

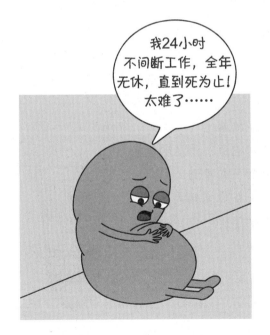

我24小时不间断工作，全年无休，直到死为止！太难了……

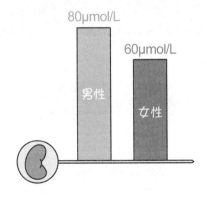

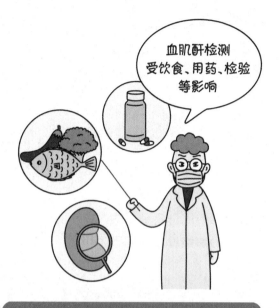

血肌酐检测受饮食、用药、检验等影响

肾功能分期

CKD 1 期:	GFR 正常或升高, GFR: ≥90 mL/(min·1.73m^2)
CKD 2 期:	GFR 轻度下降, GFR: 60~89 mL/(min·1.73m^2)
CKD 3 期:	GFR 中度下降, GFR: 30~59 mL/(min·1.73m^2)
CKD 4 期:	GFR 重度下降, GFR: 15~29 mL/(min·1.73m^2)
CKD 5 期:	终末期肾脏病(尿毒症), GFR≤15 mL/(min·1.73m^2) 肾友需进行透析或肾移植

彩超筛查

彩超可以发现 5mm 以上的肾肿瘤
几乎所有的肾肿瘤都可以通过彩超发现
除了以上专业的手法,我们也可以自查

注意:
① 用药,如羟苯磺酸钙,会影响真实情况
② 只有当肾脏滤过功能低于正常的 1/3 时,血肌酐才开始明显升高,早期反映肾功能下降不够灵敏

看尿的颜色
正常的尿:淡淡的黄色
就像一杯啤酒
当出现异常颜色的情况
就糟了!

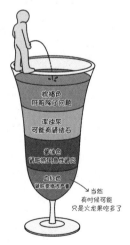

棕褐色
肝脏除了问题

浑浊尿
可能有肾结石

姜黄色
可能病毒性肾炎

血红色
可能泌尿系肿瘤

当然
有时候可能
只是火龙果吃多了

肾小球滤过率

抽血检查
正常成人为 80~125mL/min

闻尿的气味
正常的尿可一点都不骚哦
而是淡淡的"奇香"
如果有恶臭或者类似香甜的水果味
那就出问题了

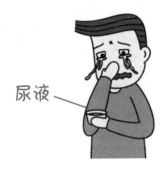

尿液

尿量
尿太少，肾炎类疾病
尿太多，急性肾小管损伤

眼睑、四肢水肿
不仅肾不好会水肿
心脏不好也会水肿

全球有 8.5 亿慢性肾脏病 (CKD) 患者
占全球人口的 9.1%
为什么越来越多年轻人得上肾病呢？
与不良的生活习惯脱不了干系

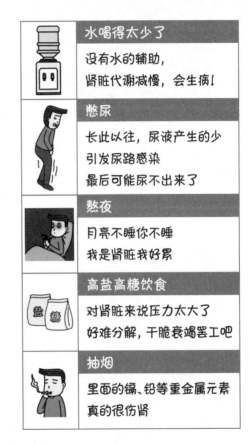

水喝得太少了	没有水的辅助，肾脏代谢减慢，会生病！
憋尿	长此以往，尿液产生的少 引发尿路感染 最后可能尿不出来了
熬夜	月亮不睡你不睡 我是肾脏我好累
高盐高糖饮食	对肾脏来说压力太大了 好难分解，干脆衰竭罢工吧
抽烟	里面的镉、铅等重金属元素 真的很伤肾

还有很多其他的坏习惯
正在侵蚀我们的身体
我们的肾正在寻求我们的保护

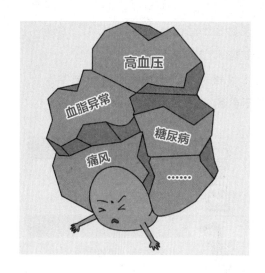

护肾小建议

早起一杯温水，每天喝够八杯水

不憋尿，尿是三急之一

戒烟戒酒，烟酒对身体伤害很大

不熬夜，做个自律宝宝

少油少盐，不逞口舌之快

定时体检，40% 以上的肾肿瘤

是体检偶然发现的！

9. 乳腺癌越来越年轻化了，关爱乳房从现在开始

当今
女性患乳腺疾病的人数越来越多
乳腺癌成为女性第一大杀手
并趋向年轻化

致癌因素

 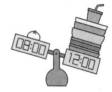

家里有 45 岁以前　　饮食不规律
患乳腺癌的一级亲属　作息紊乱
　　　　　　　　　　经常熬夜

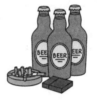

抽烟、喝酒、　　　不经历妊娠
高糖高脂饮食　　　没有进行母乳喂养

相比较肠癌、肺癌这种高死亡率的癌症
其实乳腺癌死亡率是较低的

① 乳腺癌早（中）期
　　5 年生存率为 99%

② 癌症扩散到区域淋巴结
　　5 年生存率为 85%

③ 癌症扩散到身体的远处
　　5 年生存率为 27%

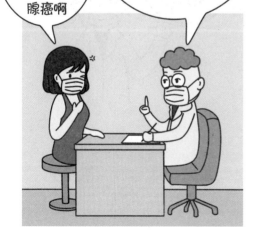

最近孩子
总是惹我
生气，气得胸
疼，好怕得乳
腺癌啊

莫生气，生出病来无
人替，暴怒会在一定程度
上增加得乳腺癌的风险，但
其实乳腺癌有小部分是由
基因决定的，大部分和我
们的生活习惯有关

当我们发现乳腺有结节
先别惊慌，看看是什么原因导致

① 女性来月经期间
雌激素的升高导致的乳腺结构紊乱
出现"增生状态"

② 肿瘤性结节
大部分都是良性的
比如纤维瘤、脂肪瘤
恶性的只占到 4%~10%
如乳腺癌、乳腺淋巴瘤等

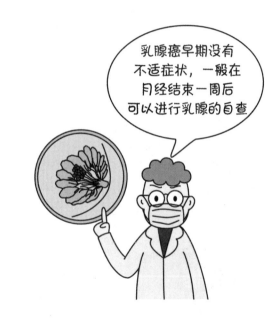

乳腺癌早期没有
不适症状，一般在
月经结束一周后
可以进行乳腺的自查

乳腺腺体肿胀，导致乳腺隐隐疼痛
等经期过去，会自动消退

肿块

没什么症状，常为单个、不规则的硬性肿块

乳头溢液

非哺乳期，按压乳头，溢液颜色为无色、乳白色、淡黄色、棕色、血色等，呈水样、血浆样

乳头改变

如果乳房有肿瘤，会导致乳头偏歪、回缩、凹陷等现象

淋巴结肿大

少数患者首先出现的症状为腋窝淋巴结肿大

乳房疼痛

部分乳腺癌患者有乳房隐痛、刺痛、胀痛等病症

局部皮肤病变

乳房皮肤水肿且毛孔处明显改变，出现"酒窝"样凹陷，或者多个皮下小结节

结节越小，越难以辨认，早筛很有必要

磁共振、彩超可判断肿块的大小

钼靶可判断肿块钙化与否

谨遵医嘱做检查

高危人群	如果近亲中有至少一位在45岁前患过乳腺癌，那么建议35岁开始每年进行1次乳腺超声检查
	其他高危情况，建议40岁开始每年进行1次乳腺超声检查，45岁以上每年1次乳腺钼靶检查+乳腺超声检查
非高危人群	40岁开始，每1~2年进行1次乳腺钼靶检查，与B超检查联合进行筛查
	70岁以上建议每1~2年进行1次乳腺检查

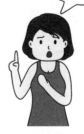

虽然乳腺癌存活率比较高，但很多人也会付出很高的代价，比如乳房全切

安吉丽娜·朱莉因为家族遗传的原因
提早做了乳房切除手术
这种勇气令人佩服
其实，最重要的还是身体健康

随着经济的发展
女性乳腺保养的意识
已经得到了很大的提高
主要从饮食、运动、生活方式、
自我检查、定期体检等方面
进行乳腺疾病的预防

要运动

为什么乳腺癌发病越来越年轻化
就是因为久坐不动，代谢放缓
所以特别容易胖
要坚持运动减脂

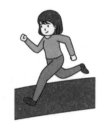

要增加膳食纤维摄入

首先辟谣：豆制品
包含豆浆是可以喝的
只不过多上几趟厕所
全麦面包、胡萝卜、南瓜、
红薯、玉米、绿色蔬菜等
都能很好地增加膳食纤维

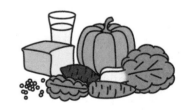

六不要

紧身内衣

紧急避孕药

乳房按摩

高盐高脂

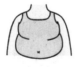
太过肥胖

一直熬夜

母乳喂养

适龄婚育、母乳喂养
都可以大大降低乳腺癌的发病概率

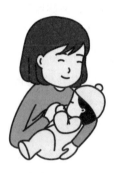

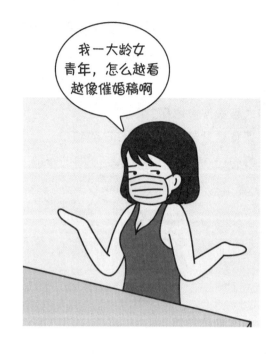

10. 女人胸大易得乳腺癌？乳腺癌真正高危因素是这些！

听说

胸大容易得乳腺癌？

吓得体检君赶紧摸了摸自己的胸口

还好……

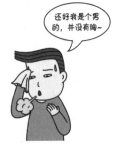

还好我是个男的，并没有胸～

不过就算是男性

也有得乳腺癌的可能

因为男性也是有乳腺腺体的

自然就有患癌的可能

只不过概率要比女性小得多

所以这里就不多加讨论了

那么女人胸大是不是真的容易得乳腺癌呢？

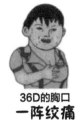

36D的胸口

一阵绞痛

其实一个人乳房的大小

取决于脂肪和乳腺腺体两大组织

大胸妹子与小胸妹子乳腺腺体量是差不多的

差别只是胸部脂肪含量的多少

而乳腺癌是发生在乳腺腺体上的

与胸部脂肪含量没有任何关系

所以大胸妹子并不比小胸妹子更易得乳腺癌

这也不禁让有些小胸妹子感慨……

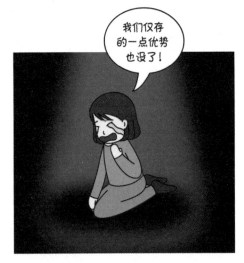

我们仅存的一点优势也没了！

击碎了谣言

下面我们就来看看

乳腺癌的高危因素到底有哪些呢～

在乳腺癌患者中
有 5%~10% 都是家族性的
不一定是父母
只要近亲患乳腺癌
那么家人患病的危险性就会增加 1.5~3 倍

而如果两个近亲患乳腺癌
则家人患病的危险性将增加 7 倍
另外卵巢癌、子宫癌家族史
也会增加乳腺癌的患病风险

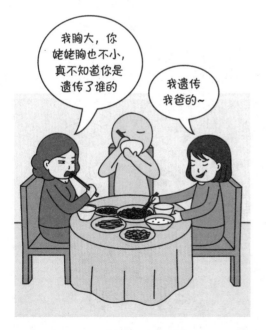

初潮来得太早，早于 13 岁
绝经期来得太晚，晚于 50 岁
会增加患乳腺癌的可能

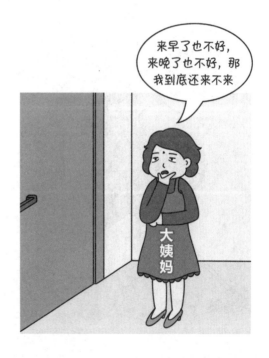

晚婚、晚育（一胎在 35 岁以后）

婚后不生育（超过 40 岁以上仍旧未怀孕过）

反复人工流产

产后不哺乳的女性

会增加乳腺癌的发病率

长期补充外源性激素

比如经常吃避孕药

经常用化妆品

也会增加乳腺癌的发病风险

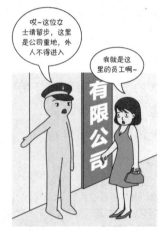

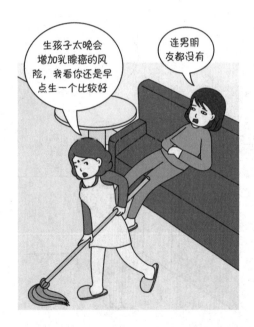

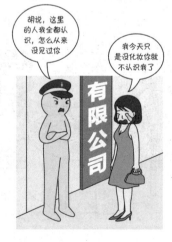

饮食

高脂肪、高蛋白、高热量饮食的人
更容易患乳腺癌

病史

乳腺曾经出现过问题
比如不典型增生、多次接触放射线
或已经有一侧胸得过乳腺癌的女性
发病率会略高一些

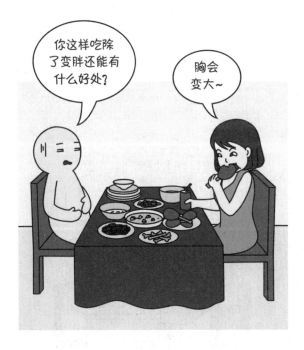

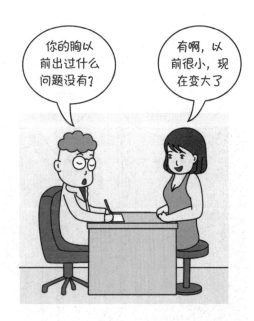

生活方式

在那些不怎么好的生活方式中
吸烟和熬夜最伤胸的
不管你是主动吸烟、被动吸烟
还是主动熬夜、被动熬夜
都会增加乳腺癌的发病率

说完了乳腺癌真正的高危因素
那么我们到底该如何去预防呢？

做到下面这几点
远离乳腺癌不再是梦想

① 有相关疾病家族史的，
可以通过一些药物进行化学预防，
也可以通过手术降低风险

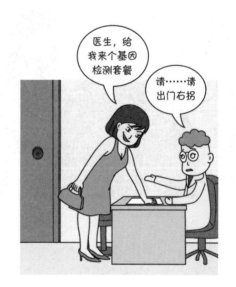

② 在合适的年龄结婚生子，
产后尽量喂养母乳

③ 不要选含激素的
护肤品和保健品

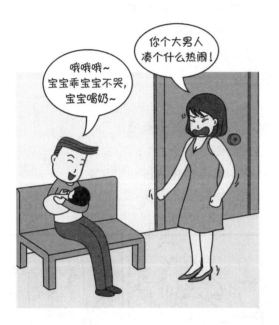

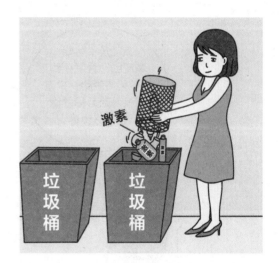

④ 改变不好的生活习惯，
限制过多脂肪、蛋白的摄入，
多做体育锻炼，
少抽烟，少喝酒，少熬夜。
良好的生活习惯可以预防发胖，
从而减少乳腺癌的发生概率

⑤ 做好自查工作

先视诊。在明亮灯光下
对着镜子观察自己两侧乳房
看是否有乳头溢液、
乳晕皮肤脱皮/糜烂等异常情况
接着进行触诊

触摸乳房，看有没有硬块
不放过每个角落
触摸完毕再轻轻挤压一下乳头
看有没有异常分泌物

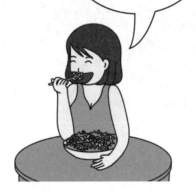

减肥是不可能
减肥的，这辈子都
不可能减肥的，只有
用良好的习惯才能
维持好生活

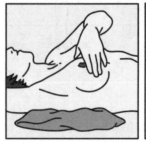

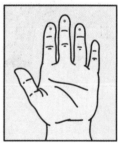

⑥ 还有很重要的是——定期检查

目前主要有常规体检、
钼靶检查、超声检查
最好咨询医院或者
体检中心的专业医生
根据你的年龄和实际情况
选择合适的检查方式

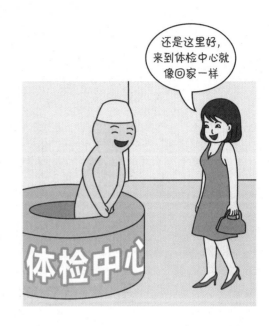

五、这样吃，更健康

1. 菠菜、红糖不补铁！这 16 样补铁食物赶紧收藏

这阵子头晕得厉害，很像贫血的症状，有人说我可能是缺铁导致，要多吃补铁性食物，您快和我说说吧

从病因学的角度来说，常见的贫血有3种类型

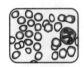

缺铁性贫血
缺少造血必备原料铁元素

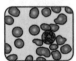

巨幼红细胞性贫血
体内缺乏维生素B12
和（或）叶酸所致

再生障碍性贫血
骨髓造血组织减少，
造血功能衰竭

要是经常性地感到
头晕、无力、心跳加速
想判断自己是否贫血
可以做贫血的几项检查：
血常规、血清铁蛋白浓度、叶酸以及维生素 B12

只有当我们是缺铁性贫血的情况才需要补铁
否则过多的摄入铁会导致健康受损

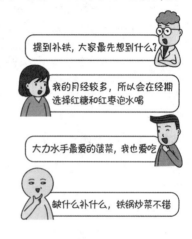

提到补铁，大家最先想到什么？

我的月经较多，所以会在经期选择红糖和红枣泡水喝

大力水手最爱的菠菜，我也爱吃

缺什么补什么，铁锅炒菜不错

来看看你们列举的东西含铁量有多少~

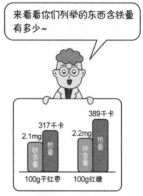

而且它们含有的都是非血红素铁
吸收率很低（2%~20%）
大量食用还可能导致增肥！

再也不把红枣当补铁保健食品吃了！

其实红枣，并不是因为它铁含量高，而是因为它的维生素C等营养物质较高，促进了铁的吸收

菠菜补铁效果也一般

每 100g 新鲜菠菜仅含铁 2.9mg

且铁吸收利用率不高

大量吃菠菜

其里面的草酸等抗营养因子

会进一步降低铁的吸收率

至于铁锅炒菜，确实能溶出几毫克铁，但这样的铁完全不利于人体吸收

真正的补铁食物排行榜

动物血——最丰富的铁来源

	每100g含铁量
鸭血	约40mg
鸡血	约25mg
羊血	约18.3mg
猪血	约10mg

动物肝脏

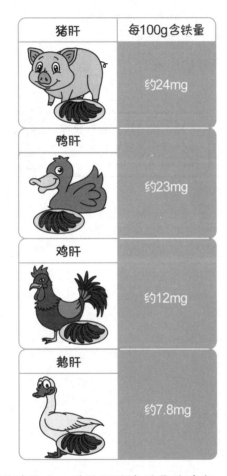

猪肝	每100g含铁量
	约24mg
鸭肝	
	约23mg
鸡肝	
	约12mg
鹅肝	
	约7.8mg

虽说动物血、动物肝脏含铁量的确高
但并不是人人都适合
动物肝脏的胆固醇和嘌呤含量普遍比较高
"三高"人群和痛风人群要少吃

《中国居民膳食指南（2016）》里
建议每月食用动物内脏 2~3 次
每次 25g 左右

其次，红肉包括猪肉、牛肉、羊肉等
都是含铁丰富的食物
但是猪肉脂肪含量较高，不建议多吃

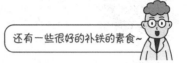

还有一些很好的补铁的素食~

黑木耳（干）	每100g含铁量
	约110mg
芝麻酱	
	约58mg
豆制品 (腐竹、豆腐干、豆腐皮)	
	14~23mg
黄豆	
	6~8mg

鱼、海鲜、禽、坚果、
干果、豌豆、蛋和奶等
食物含铁量也比较高

蔬菜水果中含铁量不错
但是人体吸收率低
但其提供矿物质、膳食纤维、
维生素 C 等营养素
有助于铁的吸收

优化饮食结构，合理摄取，这样每天就可以轻松达到补铁任务!

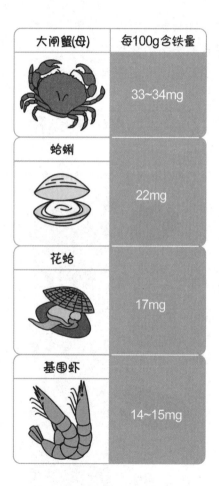

大闸蟹(母)	每100g含铁量
	33~34mg
蛤蜊	
	22mg
花蛤	
	17mg
基围虾	
	14~15mg

2. 原来缺钙会变这样！快吃点好的补上

钙在骨骼形成及骨骼健康中扮演重要角色。人体的肌肉收缩、心脏跳动以及大脑思维等生命活动都离不开钙

人体的总钙量是一个由少到多

逐渐积累的过程

刚出生时，20~30g

20~25 岁，增加到约 1200g

35 岁时达到巅峰

40 岁后骨中钙的交换速率明显减慢

呈现"出多进少"的不平衡状态

即沉积于骨中的钙减少

从骨中释放到骨外的钙增多

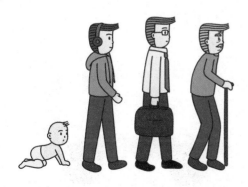

女性绝经后

雌激素分泌减少

导致钙丢失速度加快

到 60 岁

男性平均每 10 年减少钙储备的 4%

女性则高达 10%

每个年龄段有一些不同的缺钙表现，可以自测看自己是否缺钙

幼童阶段

① 不易入睡、入睡后爱啼哭、易惊醒、入睡后多汗

② X 型腿、O 型腿、鸡胸、指甲灰白

③ 厌食、偏食、白天烦躁不安

④ 智力发育迟缓、说话晚

⑤ 学步晚，超过 13 个月后才开始学步

⑥ 出牙晚，牙齿排列稀疏、不整齐、不紧密，牙齿呈黑尖形或锯齿形等

青少年阶段

① 容易烦躁、精神不振、腿软、易抽筋、易疲劳

② 厌食、偏食、蛀牙

③ 易过敏、易感冒

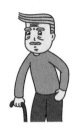

中老年阶段

① 经常性的倦怠、乏力、抽筋、腰酸
  背痛、易感冒
② 腰椎、颈椎疼痛
③ 明显的驼背、变矮
④ 失眠、多梦、易怒、烦躁等

钙平衡测定	人体吸收的钙和排泄的钙是否持平
血液生化指标如血清钙浓度	正常值为 2.25~2.75mmol/L
骨矿物质含量、密度测定	骨矿物质（钙、磷等）和骨基质（骨胶原、蛋白质、无机盐等）含量，和密度息息相关

目前，骨质疏松症已经成为
我国 50 岁以上人群的主要健康问题
患病率高达 19.2%
中老年女性达到 32.1%

中国超过2亿人
处于低骨量和骨质疏松状态

约260万人
每年发生
骨质疏松骨折人次

12秒
发生一次
骨质疏松性骨折

36%
60岁以上
骨质疏松患病率

49%
60岁以上女性
骨质疏松患病率

说到补钙，很多人会首选钙片！其实饮食补钙是首位，只有当食补不够时，再选择钙剂

膳食钙的吸收需要与蛋白质、
多种维生素和矿物质一起协同作用
比如：
镁可以提高钙的利用率
钾可以减少尿钙的流失
维生素 D 可促进钙吸收
……

我妈妈爱跳广场舞，说自己这阵子腿总是抽筋，看来我得提醒她注意补钙了！

我们的骨骼是在多种激素参与下不断更新代谢，可以去医院进一步查清原因，看看是否真的需要补钙！

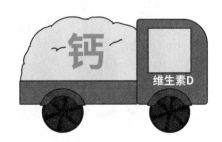

钙

维生素D

膳食钙的世界里，也分"冠、亚、季"军

季军是豆类及豆制品
其中卤水豆腐和石膏豆腐最值得推荐
每天可控制在 100g 左右

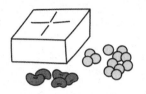

冠军是奶类及其制品
比如牛奶、酸奶、奶酪等
不仅钙含量高，而且好吸收

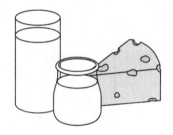

冠、亚、季军合理搭配，再加上适当地锻炼，加强钙的吸收，每天的钙就补足了！

亚军是绿色蔬菜
（每日 300~350g）
比如荠菜、芹菜、香菜、
油菜、萝卜缨等

3. 饭后这些习惯，做对了受益，做错了小心会让你生病！

饭后喝酸奶可以减肥？

有传言说
饭后喝酸奶，能促进消化，还能减肥
嗨，哪有这么好的事呢？

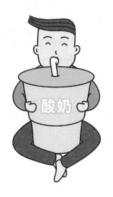

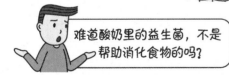

饭后喝酸奶，等于加餐~

难道酸奶里的益生菌，不是
帮助消化食物的吗？

国际上对益生菌有严格定义：
只有活的、足够数量
并对宿主产生有益影响的微生物菌种
才能被称为"益生菌"

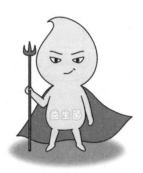

足够数量：大于 1 亿
活菌数量若没有达到一定数量
那就没有太大意义

酸奶中不仅保留了牛奶中的营养成分
由于发酵，使得营养素
更容易被人体消化吸收
没有证据表明酸奶能促进食物消化

饱食之后再喝 1 杯酸奶
就相当于加餐了

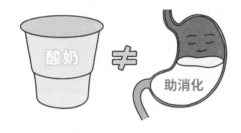

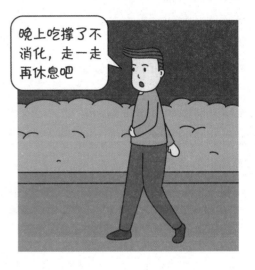

晚上吃撑了不
消化，走一走
再休息吧

我们所说的饭后百步走
其实是指饭后半小时后左右

那这么多年的酸奶不仅白喝
了，还让我长胖？

酸奶也有一个好处，就是对
人体肠道比较友好，能减少
胃肠道感染的概率

并非人人皆宜
要结合自身状况

喝酸奶的时间因人而异
如胃酸过多的应避免饭前喝酸奶
而便秘者空腹喝酸奶可以促进排便

一般情况下，饭后适量运动
确实对身体有益
比较适合平时活动少、
体形较胖、长时间盯着计算机、
胃酸过多的人
有利于减少脂肪堆积和胃酸分泌

但是体质较差、身体多病的人
不适宜饭后立即走动
会加重胃的负担

尤其是高龄老人，消化功能减弱
食物消耗需要大量的血液来帮忙
若饭后运动，血液加速向下肢输送
胃肠供血减少，影响食物吸收

患有慢性病如高血压、
脑动脉硬化、糖尿病及胃病的人
不宜饭后立即散步
容易诱发头晕、乏力、昏厥等

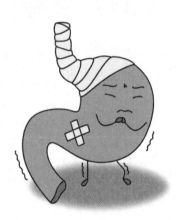

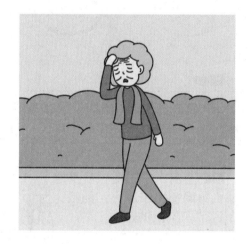

饭后散步小知识:

走慢不走快

走路时抬头挺胸
保持头部垂直,
手臂轻微弯曲
随着步伐自然摆动
不要大跨步
就一个词:稳妥!

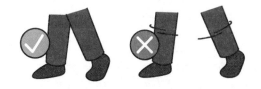

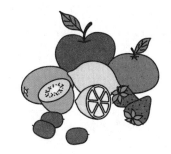

饭后吃水果好吗?

平时也没功夫专门选个时间吃水果啊,正好跟饭一起吃了,说到底还是因为懒啊!

餐后立即吃水果,胃压力大

我们的胃就像一个大囊袋
除了水和酒精
几乎不吸收其他的物质

我们日常的食物主要包含
脂肪、碳水化合物和蛋白质等营养物质
不同营养物质在胃里停留时间不同
脂肪的停留时间最长，可达 5~6 小时之久

在进餐时
如果已经吃到十分饱了
再吃水果，总能量超标
容易导致肥胖

因此，若想在进餐时吃水果
那主食、蔬菜等最好吃到六分饱
再加一些水果
就可以吃到八分饱
这样，在进餐时就可以同时吃水果了

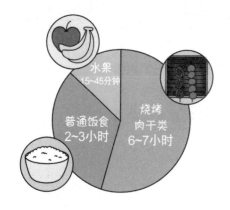

水果
15~45分钟

普通饭食
2~3小时

烧烤
肉干类
6~7小时

建议，最好将水果安排在两餐之间

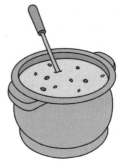

有句俗话
饭前喝汤，苗条健康
饭后喝汤，越喝越胖

饭前喝汤，可润滑口腔和食道
防止干硬食品刺激消化道黏膜
利于食物的稀释和搅拌
促进消化和吸收

还可以使胃里的食物充分贴近胃壁
增强饱腹感，达到抑制摄食中枢
降低食欲

研究表明
餐前喝汤
可以让人少吸收 100~190 千卡的热量

以后再也不会弄错喝汤顺序了！

饭后喝汤，有损健康
一方面吃饱以后喝汤容易导致营养过剩
另一方面会把原来已被消化液
混合得很好的食糜稀释
影响消化和吸收

还有一些不良饭后习惯
快看你中招了没

饭后一支烟，快活似神仙

饭后肠胃蠕动加快，吸收能力增强，烟中的化学物质比平时更容易进入血液

饭后"葛优躺"

食物反流进入肺部的可能性增加，如果是带有胃酸的食物反流，可能会使肺部受到化学刺激

饭后赶紧松裤腰带

会使腹腔内压下降，对消化道的支持作用减弱，消化器官的活动度和韧带的负荷量增加，容易引起胃下垂等消化系统疾病

4. 调料不是保健品，关于这些流言，就此打住！

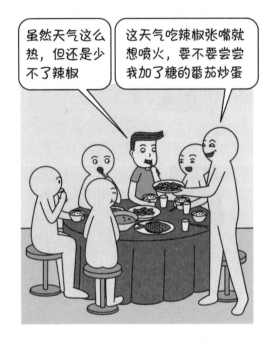

它们个个能力超群，身怀绝技
用好了就是有益于人体的营养物质
用不好就会有反作用
关于它们的传言也很多

低钠盐可以降压
酱油会使疤痕变黑
喝醋可以降血糖
辣椒可以减肥……
这些传言是真是假呢？

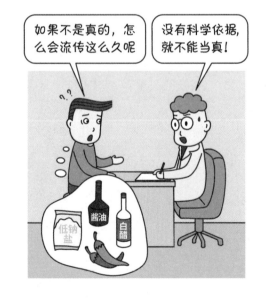

食物的味道一部分源于食材本身
一部分源于各式调料

关于调料
有我国土生土长的八角、花椒、桂皮
有西方传来的孜然、胡椒、辣椒等
极大丰富了我们的味觉体验

食盐会增加甲状腺疾病风险吗?

曾经我国是缺碘大国
25 年前
开始实行全民加碘
近年来我国甲状腺疾病发病率显著上升
就有言论传出:
吃碘盐过多,会诱发甲状腺疾病

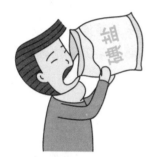

不仅是中国
甲状腺癌在全世界都呈上升趋势
目前没有任何直接证据
证明碘过量造成甲状腺癌高发

碘,其实是"中庸"元素
过多会升高甲亢、甲状腺结节、
桥本氏甲状腺炎的风险

过少会导致流产、死产、先天畸形
和新生儿死亡率过高

还会引发甲减、"大脖子病"等

随着全民加碘的政策推动
以及生活水平的提高
补碘途径增加
导致现在居民碘含量大大超标

专家建议
居民每天摄入的盐不要超过 6g
除了食盐,还有很多食物含盐量很高
是"高盐值"的

调味料

生抽(酱油的一   酱油食盐含量   还有味精、甜面酱
种)食盐含量   22.56%~28.22%   等含盐量都不低
18.37%~32.3%

隐形盐

咸鱼   咸菜   腌肉   方便面等

含钠高 (1g 盐约等于 400mg 的钠)

饼干   果冻   麦片等

甲状腺疾病患者
如甲状腺肿瘤、甲减等
能否食用加碘盐
最好是在医生的指导下做出选择

酱油吃多会变黑吗？

小时候妈妈就告诉我不能多吃酱油，不然会长得黑！

这个说法相信很多人都听说过
其实也是没有科学依据的
酱油是用豆、麦、麸皮酿造的
并不黑，是一种红褐色的液体

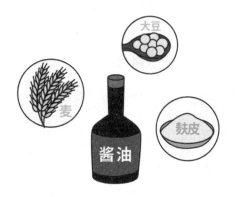

我们皮肤的颜色
是由一种叫"黑素"的物质决定的
主要是由"黑素细胞"利用"酪氨酸"
（一种氨基酸，人体可以自我合成）
反应生产
虽然酱油中也有酪氨酸
但含量微乎得对肤色几乎没有任何影响

因此，即使有皮肤伤口
也可以食用适量酱油的～
只要做好预防感染工作就可以了

专家建议
选酱油：一看二摇三搅拌

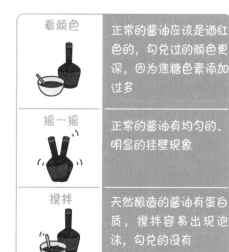

看颜色	正常的酱油应该是洒红色的，勾兑过的颜色更深，因为焦糖色素添加过多
摇一摇	正常的酱油有均匀的、明显的挂壁现象
搅拌	天然酿造的酱油有蛋白质，搅拌容易出现泡沫，勾兑的没有

喝醋能降血压？

醋被誉为中华料理"第一调料"
几乎家家都有
既可以开胃增进食欲
醋酸还可以抑菌

伴随着一些网络科普知识传播
很多人对它的保健功能深信不疑
美白、软化血管、降血压……

其实食醋只是一种调味品
并不是保健品

醋中含有醋酸，可以减缓餐后血糖上升速度，有助于控制餐后血糖，对糖尿病患者有利

其他关于醋的流言

| 醋能解决鱼刺卡喉 | 食醋只随着食道流进胃里，并不能软化鱼刺 |
| 用白醋洗脸可以美白 | 醋酸有软化、去除部分角质的效果，长期用会导致皮肤的屏障功能变弱，出现红血丝、刺痛等现象 |

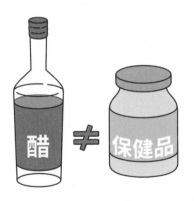

醋 ≠ 保健品

辣椒可以减肥吗？

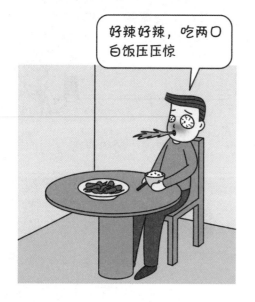

好辣好辣，吃两口白饭压压惊

但是没有任何依据说明吃辣椒可以显著减肥
辛辣感还会导致人上瘾
还有可能损伤肠胃黏膜
引起消化道出血、诱发溃疡等疾病

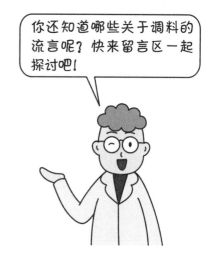

你还知道哪些关于调料的流言呢？快来留言区一起探讨吧！

吃辣以后，人体会加速代谢过程
最高可提速 25%
我们的血液开始"动起来"
脂肪细胞"蹦起来"
在这个过程中
会产生热、会出汗
是一个人体大幅消耗热量的过程
会让人觉得和运动过程一样

5. 膳食纤维为什么这么火？它有哪些好处？

最近老是听到有人说，减肥要多吃膳食纤维、便秘要多吃膳食纤维，膳食纤维真的有那么好吗？当下，膳食纤维为什么炒得这么"火"呢？

现在人们的饮食结构日趋精细，肉类食品比例上升，膳食纤维含量丰富的食物比例下降，致使营养过剩或者不均衡造成的肥胖症、糖尿病、冠心病等发病率逐年上升，成为威胁我们生命健康的主要原因

一直以来，膳食纤维经常被人们忽略，直到 20 世纪才有人为它正名：和碳水化合物、脂肪、蛋白质、维生素、矿物质、水一起并称"人体七大营养素"

膳食纤维虽不能被人体消化吸收
但对人体有着重要的保健功能
对肥胖、糖尿病、动脉粥样硬化、
结肠癌等疾病有明显的预防作用

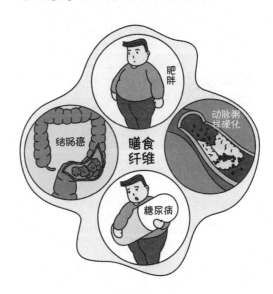

肥胖

动脉粥样硬化

结肠癌

膳食纤维

糖尿病

膳食纤维分为两大类

分类	主要成分	主要来源
可溶性膳食纤维	葡甘聚糖，果胶和树胶等亲水胶体物质和部分半纤维素。能量低，吸水性强	多存在于蔬菜、水果、全谷类、豆类中，常见的有果胶、藻胶、魔芋等
不可溶性膳食纤维	植物细胞壁组成成分:纤维素、半纤维素、木质素、原果胶、壳聚糖和植物蜡等	多存在于谷类和豆类种子外皮中，如麦麸、全麦粉、糙米、燕麦、豆类、蔬菜、果皮中

我们人体摄入的膳食纤维大约有80%是不可溶性膳食纤维

膳食纤维对我们控制体重和维持身体健康主要体现在五方面

降低糖尿病风险

饮食疗法一直是治疗糖尿病的基础疗法，适量增加富含膳食纤维的粗杂粮，可以使食物的升糖指数降低，有利于控制血糖。其作用为:①增加肠液黏度，减缓肠道对葡萄糖的吸收;②提高胰岛素的敏感性，改善胰岛素抵抗;③抑制餐后血糖急剧上升;④稳定血糖

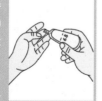

改善肠道功能

膳食纤维可以增加粪便的重量和体积，减少致癌物在肠道的停留时间，促进肠道有益菌的生长，促进肠道蠕动，改善便秘。

膳食纤维还会带着少量的胆固醇、脂肪和重金属一起与粪便排出

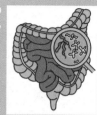

降低心血管疾病的发病风险

这得提到消化液的组成成分之一——胆汁酸

由肝脏分泌的胆汁酸，促进人体对脂肪、胆固醇的吸收，膳食纤维可以吸附胆汁酸，使脂肪、胆固醇的吸收率下降，血脂下降了，心脏病和卒中概率也会下降

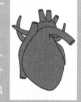

预防肿瘤

排便效率提高，防止致癌物与肠黏膜接触时间过长，结肠癌患病风险下降。

对其他的癌症比如乳腺癌、卵巢癌、前列腺癌都有一定的预防作用

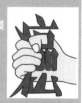

减肥

膳食纤维的膨胀性和黏性是影响人饱腹感的最重要因素，具有低热量、耐咀嚼、增强饱腹感的特点，能够阻碍或限制大量营养素的吸收，控制体重

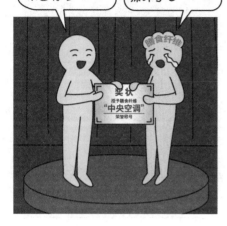

富含膳食纤维的判定标准是：
每100g食物里膳食纤维高于2g

一般最常见的就是
新鲜水果、蔬菜和粗粮了

水果

每100g中膳食纤维的含量

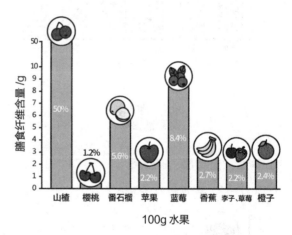

100g 水果

最好的食物往往来源于自然
加工环节越少越简单的
膳食纤维保留得越多
下面这些食物都是富含膳食纤维的

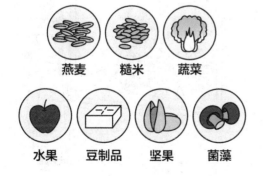

燕麦　糙米　蔬菜

水果　豆制品　坚果　菌藻

建议：
① 水果生吃和榨汁营养差别大，
榨汁后，水果中的纤维素
和大部分果胶都被丢弃
② 不建议糖尿病患者喝果汁

蔬菜

莲藕、胡萝卜、西蓝花等（100g）
膳食纤维含量都高达 2g 以上

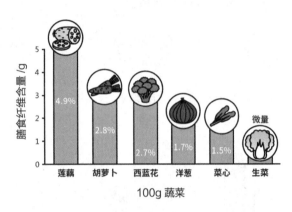

膳食纤维吃多少比较合适呢？
WHO 推荐每天 25~30g/d

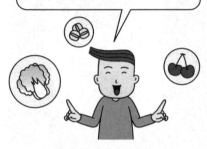

我算算啊：每天500g蔬菜，大概有10g膳食纤维，再吃250g水果，大约有5g，其他的靠吃粗粮补充，完美！

膳食纤维虽然重要，但吃多了也会影响消化吸收，老年人的肠胃功能减退，吃多了不仅不易消化，还会影响蛋白质的吸收。凡事讲究适量，饮食营养均衡非常重要！

谷物

红小豆、玉米面、莜麦面
膳食纤维含量都高达 2g 以上

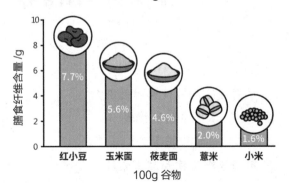

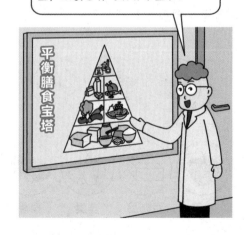

6. 8条关于营养流失的常识，教你锁住健康

错误的饮食习惯
会导致营养流失
健康饮食，就是"守住"营养

以下这8条常识
务必要牢记

弃"皮"很可惜

我们每次吃葡萄、
苹果时都喜欢去皮
觉得皮很涩
其实包括茄子、蓝莓、番茄等
食物的皮里含有大量的多酚
是很好的抗氧化剂

能一起吃绝不浪费
就是要注意清洗干净

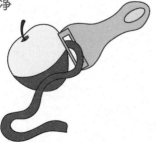

鸡蛋不同吃法，营养大不同

就营养的吸收和消化率来说
煮蛋：100%
炒蛋：97%
油炸：嫩炸98%，老炸81.1%
生吃：30%~50%
最容易消化：煮蛋、蒸蛋羹、蛋花汤

老人和小孩是比较建议吃
蒸蛋这类好消化的

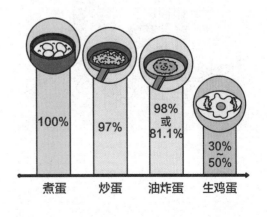

抽烟又喝酒，健康全溜走

长期抽烟、喝酒会导致维生素流失
如果每天半包烟
就会破坏体内 25~100mg 的维生素 C
而很多酗酒者体内缺乏维生素 B_1

其实戒烟戒酒的好处谁不知道呢
关键是要有决心有毅力坚持去戒掉

避孕药和阿司匹林会导致营养流失

避孕药中的孕激素
有阻碍维生素 C、B_6、B_{12} 以及叶酸的作用
阿司匹林会使排出体外的
维生素 C 比正常量多 3 倍

是药三分毒，可不能乱吃

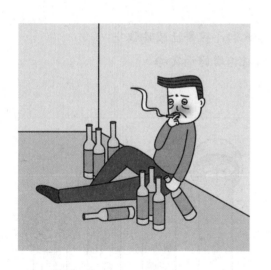

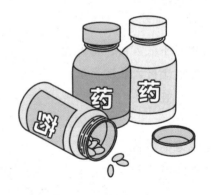

"食物相克"，不要以讹传讹

在生活里
很多人都听说过"XX 食物相克
一起吃会中毒"的说法
其实螃蟹和柿子、海鲜和水果等相克的说
法都是错误的。

只要我们注重选择多种食材、平衡膳食，
并按照正确的方式清洗和烹饪食物

是不会"中毒"的
其次还要看个体是否对食物不耐受或者过敏

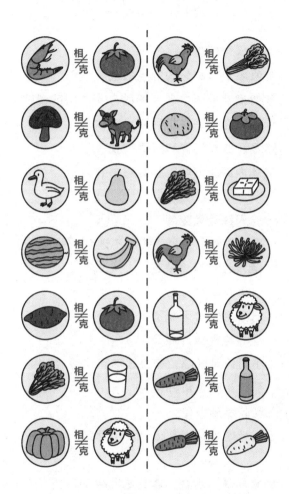

牛奶和酸奶，都好

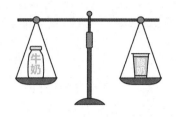

牛奶以含钙量高
且吸收利用率好的优点被世界认可
但我们常听到中国人不适合喝牛奶的说法
很多人在喝完牛奶后会出现放屁、
胀气、腹部绞痛和腹泻的情况
是体内缺乏分解乳糖的酶导致

- 先天缺乏乳糖酶
  基因导致，少见，终身不建议喝牛奶
- 继发性乳糖酶缺乏
  因为肠道暂时生病、营养不良等
  把病治好就可以了
- 原发性乳糖酶缺乏
  小时候可以喝，长大了不可以喝了
  是因为随着年龄长大
  乳糖酶越来越少
  坚持喝可以提高酶的使用寿命

如果乳糖不耐受，建议喝发酵的酸奶
尤其是富含多种乳酸菌、双歧杆菌的酸奶

钙磷失衡，钙流失

人体内钙磷的比例是 2:1
钙磷失衡是导致目前人们缺钙的元凶

主要是人们过多摄入碳酸饮料、
油炸食品、快餐等
导致磷的摄入量超过了钙的 10 倍以上
这样体内过多的磷就会把钙"赶"出体内

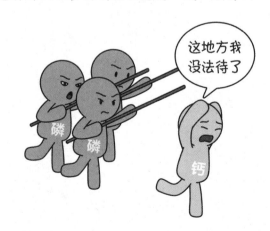

胡萝卜生吃不易吸收

有一些大人给小孩吃生胡萝卜

说既可磨牙

又可补充维生素

其实这是一种典型的营养误区，不科学

胡萝卜富含 β-胡萝卜素，它是一种脂溶性

维生素

生吃很难吸收

我们传统的用油炒胡萝卜

可保留 70% 以上的营养，更易于吸收

总结起来就是

1. 有些蔬菜水果不需要去皮，只需清洗干净

2. 鸡蛋用不同的方式烹饪，营养不同

3. 戒烟限酒，营养流失少

4. 不乱吃药

5. 食物本身并不相克

6. 牛奶和酸奶一样好

7. 体内钙、磷比例要适当，钙不易流失

8. 胡萝卜不宜生吃

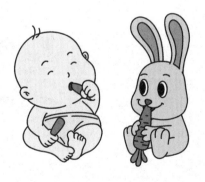

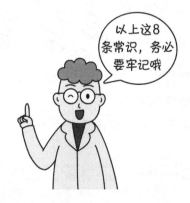

以上这8条常识，务必要牢记哦

7. 年货怎么挑？"三高两多"要少选

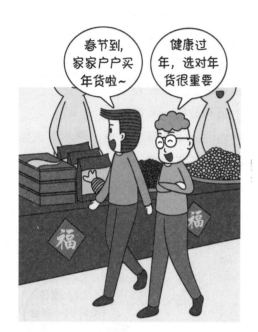

专家提醒

要健健康康地过年

购买年货要避免这五类食品

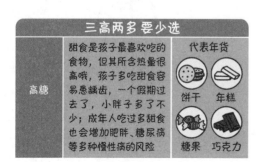

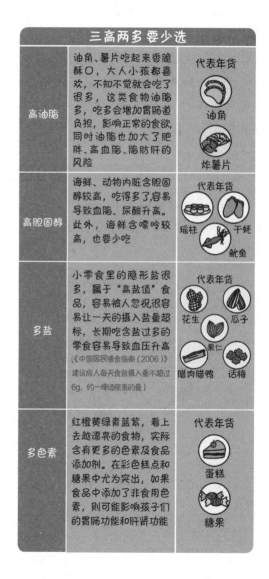

三高两多 要少选		
高糖	甜食是孩子最喜欢吃的食物，但其所含热量很高哦，孩子多吃甜食容易患龋齿，一个假期过去了，小胖子多了不少；成年人吃过多甜食也会增加肥胖、糖尿病等多种慢性病的风险	代表年货 饼干　年糕 糖果　巧克力

三高两多 要少选		
高油脂	油角、薯片吃起来香脆酥口，大人小孩都喜欢，不知不觉就会吃了很多，这类食物油脂多，吃多会增加胃肠道负担，影响正常的食欲，同时油脂也加大了肥胖、高血脂、脂肪肝的风险	代表年货 油角 炸薯片
高胆固醇	海鲜、动物内脏含胆固醇较高，吃得多了容易导致血脂、尿酸升高。此外，海鲜含嘌呤较高，也要少吃	代表年货 瑶柱　干蚝 鱿鱼
多盐	小零食里的隐形盐很多，属于"高盐值"食品，容易被人忽视很容易让一天的摄入盐量超标，长期吃含盐过多的零食容易导致血压升高 （《中国居民膳食指南（2006）》建议成人每天食盐摄入量不超过6g，约一啤酒瓶盖的量）	代表年货 花生　瓜子 果仁 腊肉腊鸭　话梅
多色素	红橙黄绿青蓝紫，看上去越漂亮的食物，实际含有更多的色素及食品添加剂。在彩色糕点和糖果中尤为突出，如果食品中添加了非食用色素，则可能影响孩子们的胃肠功能和肝肾功能	代表年货 蛋糕 糖果

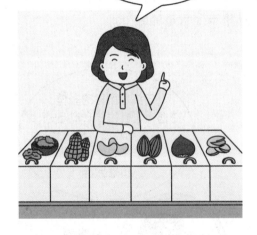

零食最好选择新鲜果蔬和原味坚果！坚果首选杏仁、榛子、腰果，原香味、闭口的坚果更安全

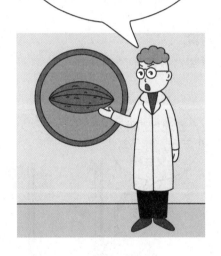

黄曲霉素最喜欢隐藏在发霉的食物里，尤其是淀粉及油质含量高的食物，如发霉的花生、瓜子、开心果、玉米等。有研究表明：1mg的黄曲霉素就可以导致癌症发生，它是砒霜毒性的68倍，是世界卫生组织公认的一级致癌物，因此，一旦发现发霉的食物，一定要毫不吝啬地扔掉。

春节健康饮食需注意
⬇

酒精、红肉、海鲜可别多

尿酸高的人要少喝啤酒和少吃海鲜
过量饮酒将会导致身体内嘌呤过高
体内尿酸生成堆积过高
就会引发尿酸升高

肉类、海鲜、动物内脏等
都是高嘌呤食物
过量摄入这些食物会导致
机体内嘌呤代谢紊乱
而尿酸增多造成痛风

控制调味料，控制体重

有研究表明，调味品的摄入量
和肥胖风险度成正相关
调味品一多，吃的食物量就多
发胖的机会就多
肥胖是很多疾病的基础
大家平时要控制好体重

春节期间
不要增加太多额外的调味料

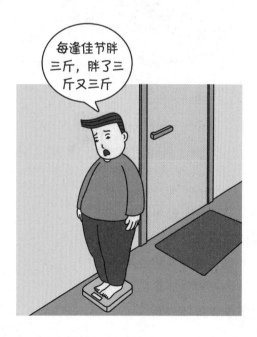

每逢佳节胖三斤，胖了三斤又三斤

警惕"看不见的脂肪"

不是所有的肉类都属于高脂肪
也不是所有的素菜都属于低脂肪
鸡胸肉、里脊肉的脂肪含量都很低
相反，地三鲜这样需要二次过油的素菜，
反而携带了大量油脂

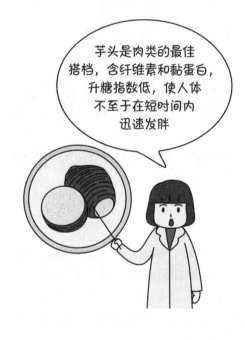

芋头是肉类的最佳搭档，含纤维素和黏蛋白，升糖指数低，使人体不至于在短时间内迅速发胖

膳食纤维常补充

膳食纤维又被称为"第七大营养素"
是世界卫生组织认定的人类生存必需品
可以促进胃肠道的蠕动
有利于其他食物的消化吸收
控制血糖、降血脂、
滋养肠道益生菌，维护肠道健康
可以吃一些富含膳食纤维的食物
如糙米、玉米、薯类、
四季豆、芹菜、小白菜等

减少主食

如果平时吃一碗米饭的
吃饭前吃了一个麻团、油炸糕、煎饼
那么米饭可以只吃半碗

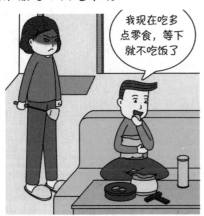

我现在吃多点零食，等下就不吃饭了

低脂少油

选择鸡鸭鱼肉等脂肪
含量较低的"白肉"
而不是猪牛羊肉等"红肉"
烹饪时应少放盐
减少使用酱油等咸味调味品
烹饪时尽量用蒸或煮替代油炸

少糖少盐

在购买水果干、坚果等食物时
尽量挑选不添加盐和糖的品种
零食最好选择新鲜果蔬和原味坚果
而非高糖、高脂和高盐食品
限制碳酸饮料、果汁饮料
调味乳饮料等含糖饮料摄入

喝绿茶

绿茶中的茶多酚也是一种抗氧化物质
可以帮助清除体内过多的自由基
另外茶中的生物碱有加快胃肠蠕动的作用
可以一定程度避免年货
这些高热量食物过快、过多地吸收

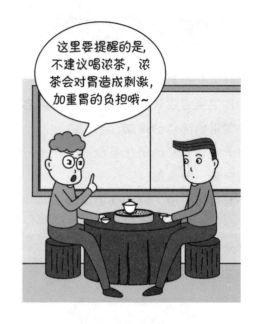

8. 团圆饭健康吃，身体棒棒过年好

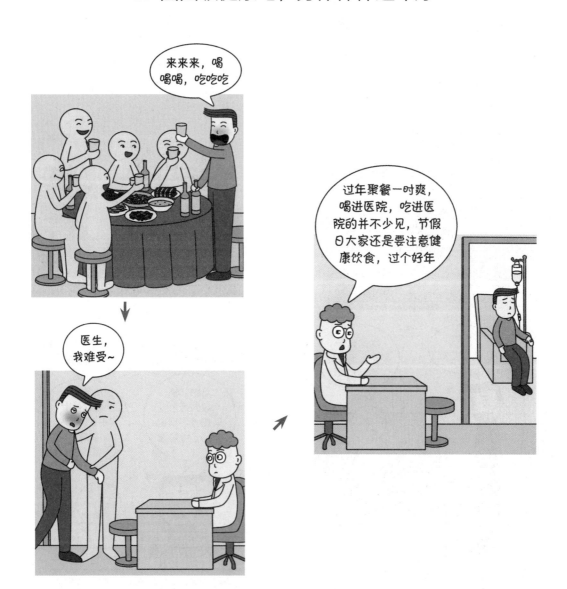

健康饮食 No.1

清淡少油腻，多吃蔬菜水果

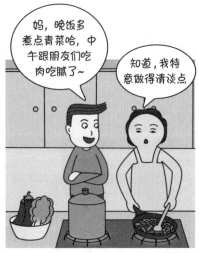

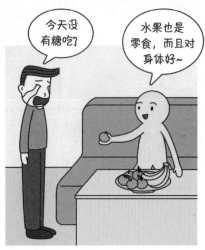

健康饮食 No.2

喝酒莫贪杯，适宜就好

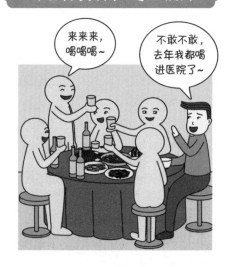

健康饮食 No.3

按时就餐，饮食应规律

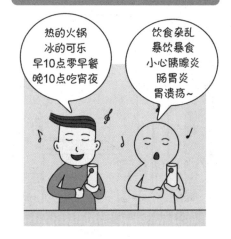

健康饮食 No.4

零食莫贪吃，主食不可不吃

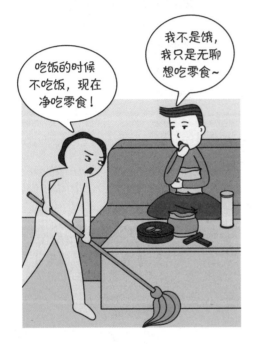

打住！
高糖分、高盐分的零食勿摄入过多
主食多少还是要吃的
粮食是碳水化合物的主要来源
不可缺少！

健康饮食 No.5

饭后散散步，避免胖三斤

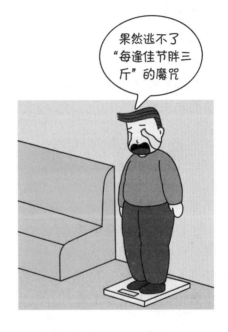

节假日爱睡懒觉
活动量比平时少
餐桌菜肴丰盛，稍不注意肥胖、
高血压、糖尿病就出现了～

9. 节后肠胃调理秘籍，赶紧收藏

听说，拥有一副好肠胃
就相当于拥有全世界
春节虽然美妙
但也不能因此丢掉全世界哦
一本节后肠胃调理秘籍送给你
赶紧收藏起来吧！

胃病是吃出来的

春节大量进食油腻食物、
酗酒、休息不好、暴饮暴食
各种疾病就会找上门
轻则腹痛腹泻
重则中毒休克甚至危及生命

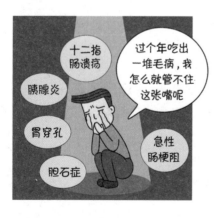

三分治七分养

胃病与人们不良生活、
饮食习惯密切相关
单纯吃药无法治愈
须防治结合
尤其春节之后
更应重视肠胃调养

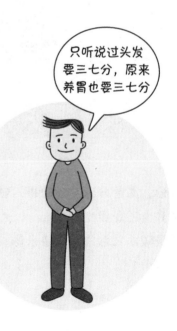

注意饮食清淡

春节天天大鱼大肉
节后要多吃清淡的食物
让肠胃慢慢恢复到正常状态

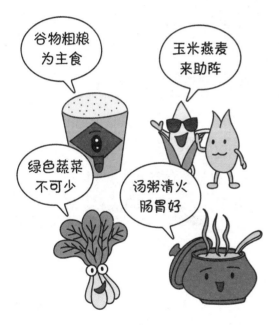

不渴也要喝水

节日饭菜油腻
脂肪摄入量过高
肠胃负荷大
节后为肠道"洗澡"很必要
所以不渴也要多喝水

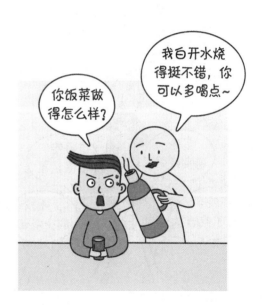

多吃蔬菜水果

节日大鱼大肉、煎炸甜点太多
容易引起脾胃热滞
脾虚生湿，导致便秘腹泻

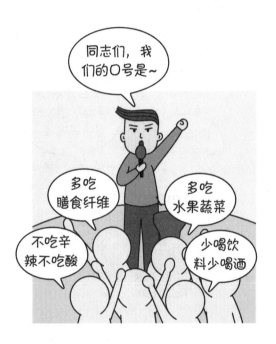

注意饮食规律

有规律的生活对于肠胃的调养非常重要
节后一定要养成规律的生活和饮食习惯

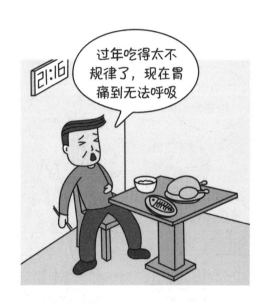

注意胃部保暖

"10个胃病9个寒"
胃的脾性喜燥恶寒
有虚寒胃痛的患者
要注意保暖，避免受冷

做个胃部检查

春节多数人饮食杂乱、不规律
容易导致胃部疾病的发生
节后做个胃部检查
尽早查出胃部隐患
防止进一步恶化

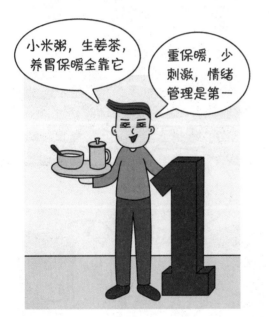

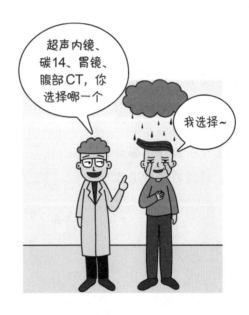

10. 春节健康饮食攻略，赶紧收藏吧！

春节虽好
但是一不小心就会吃出毛病
甚至吃进医院的也并不少见
那春节怎么吃才健康呢
看看专家怎么说吧！

清淡少油腻

过量的营养不仅会使
"三高"发病率增加
最重要的是还会长胖
几天长个十几斤不要太简单
所以，清淡才是硬道理~

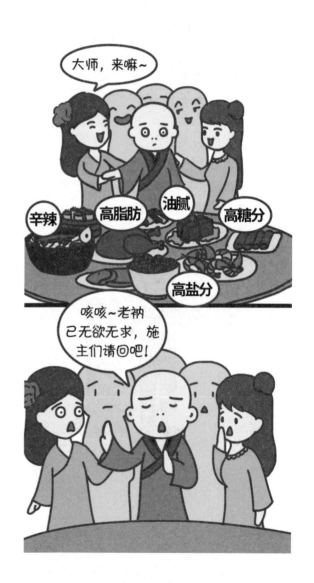

蔬菜胜良药

鱼肉荤腥 = 疲劳倦怠 + 胃肠胀气

少沾些荤腥，多吃蔬菜

可解除身体危机

水果不可少

春节饮食杂乱

容易上火、便秘，多吃水果

清热、解毒、润肠，家中必备

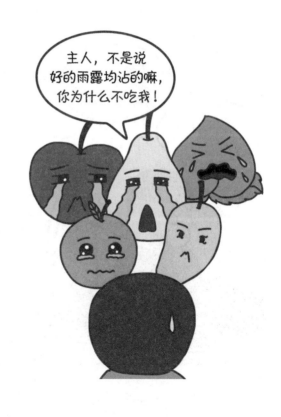

主食不可忘

春节期间
人们大都习惯于
多吃菜、少吃甚至不吃主食
这是万万不可取的哦

宁可少吃一口

春节吃太多
小心消化不良、
拉肚子、反酸水找上门
宁可少吃一口
也不要多受一份罪

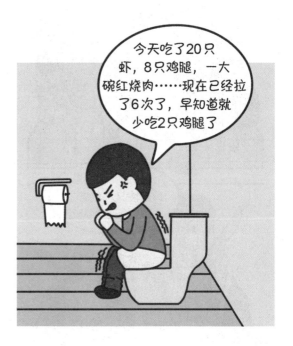

饮酒应限量

饮酒应限量
春节更应如此
"三高"和开车人群需尤为注意
服用头孢类抗生素后千万不能喝酒
会出人命的哦

注意食品卫生

饭菜现做现吃
选择新鲜原料
马上食用不放置
放置过久的食物决不可食用

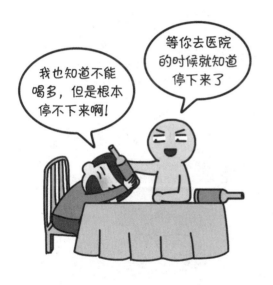

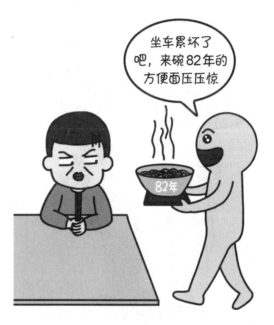

按时就餐莫贪玩

按时按点
不要因为玩和睡
打乱正常的饮食规律
造成胃肠不适
消化功能紊乱

小心一些瓜子盐分多

炒瓜子盐分多，热量高
建议以炒南瓜子取代
可降低血压
有益健康，但也应适量

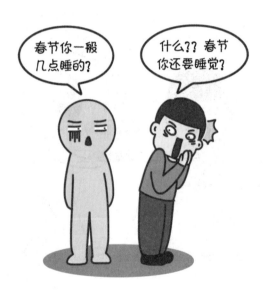

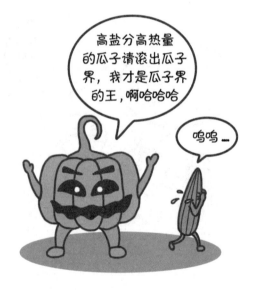

节后做个健康体检

春节期间不规律的
饮食和作息可能会导致某种身体疾病
春节过后建议做一个健康体检
以提早发现问题，尽快调理

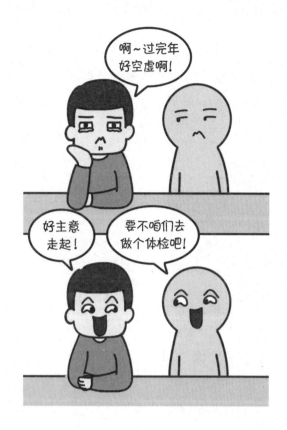

六、选对运动 方案很重要

1. 健康运动，每一年龄段都有个"黄金方案"

体检结果调查
大多数人处于亚健康状态
最好的建议是：运动

长期缺乏运动
会使组织器官功能下降30%
加速衰老，增加心脑血管疾病、
肥胖等的发生风险

当然
由于各个年龄段身体的灵活性、协调性、
各个器官的承受性等都不相同
因此每个年龄段
都有不同的"黄金锻炼方案"

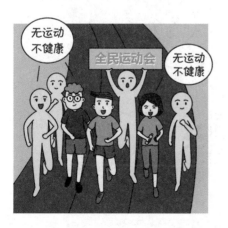

3~12岁 孩童期

年龄段	推荐运动
3~5岁 学龄前 儿童	推荐骑自行车 能有效锻炼孩子 手、眼、脚的协调 性，提升平衡力
6~7岁 缓慢发 育阶段	尽量选择体力消 耗不剧烈的运动， 如游泳 通过游泳练习控 制身体的能力， 调节心肺功能
8~12岁 骨骼相 对脆弱	要避免强烈的运 动冲击，并注意 运动时长。推荐 运动：打乒乓 球、羽毛球、网 球，跳舞等，锻 炼身体的协调 性，增加心肺功 能、预防近视

13~18 岁 黄金期

此阶段是生长发育阶段
要注重骨骼生长及骨密度形成
同时也是心肺适能发育的敏感期
在锻炼时要尽量避开承重过大的运动
推荐球类运动
如乒乓球、羽毛球、篮球、足球、排球等

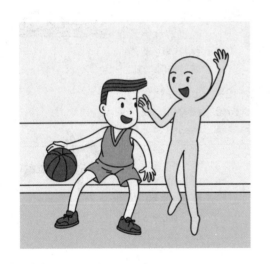

19~25 岁 成熟期

身体功能处于鼎盛时期
从运动医学角度讲
这个时期运动量不足
比运动量偏高更不利于身体健康

这个年龄段的人可进行高强度的运动
培养锻炼习惯，提高身体综合素质

建议每周进行 3 次训练
最好有氧和力量训练结合
如健美操、瑜伽结合推举等

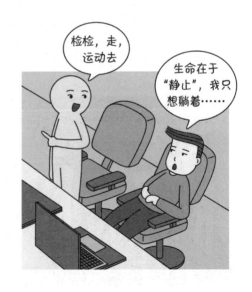

26~45 岁 发胖期

生活和事业发展的关键期
压力较大，很多人都疏于锻炼，
肥胖率也升高

要防止脂肪的堆积，减缓压力
男士依旧要注重肌肉力量的训练，如推举
女士可以进行低强度的有氧训练
如瑜伽、慢跑、爬山

男士推举　　女士瑜伽

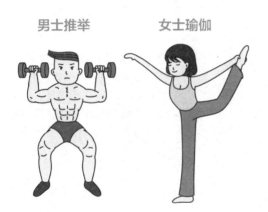

46~65 岁 衰老期

运动以对抗骨质疏松、肌肉松弛为主
要以安全、简便为原则
推荐健步走
每天较快地走 6000~7000 步
以改善血液循环、降低体脂率

中老年人健步走

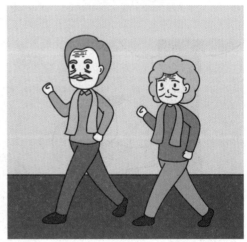

65 岁以后 老年期

65 岁以后身体功能处于低水平
此阶段主要以提高生活质量、
预防跌倒、提升心肺功能为主
建议做轻柔的有氧运动，如太极
并配合适量的力量训练
坚实肌肉、强化骨骼
适当多补充优质蛋白质、钙质等营养素

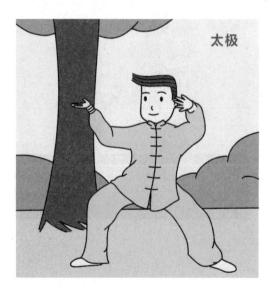

太极

时间运动表

上午 增强活力 (7:00~9:00) 	早起晨练有利于提高神经兴奋性，能保持人体活力。相比于早饭之后运动，在早饭之前进行锻炼能够多燃烧20%的热量，也就是说早饭前锻炼会瘦得更快。但早上人体体温较低，关节和肌肉最为僵硬，所以适合从事一些强度较小的运动
下午 强化体力 (14:00~16:00) 	下午是强化体力较好的时机，肌肉承受能力较其他时间可高出50%；另《生理学杂志》上的一项报道指出，下午锻炼还有助于改善睡眠状况
晚上 体能峰值 (17:00~19:00) 	晚上人体运动能力达到最高峰，肌肉和关节更加灵活，心跳频率和血压也最稳定。傍晚锻炼的效果更佳，适合进行力量训练，并且运动时受伤的概率也会小很多

运动过度容易造成损伤
运动不足又达不到想要的效果
那我们该如何衡量运动的有效性呢？

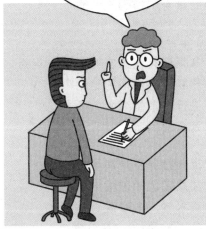

睡前3~4小时运动强度不宜过大，以免神经系统过度兴奋，导致失眠

肌肉有酸痛感	说明运动是有效的。因为运动会让体内代谢产生乳酸，在肌肉中堆积，就会引起酸胀感，一般1~2天即可消散。若数日后，疼痛无法缓解甚至加剧，则要考虑运动过量导致肌肉损伤
肌肉发麻	肌肉发麻是典型的锻炼过度的表现，应立即停止运动，若麻木感觉久久不退，则应尽早去医院
静息心率减慢	静息心率适当减慢，则意味着锻炼是有效的。据相关研究表明，静息心率维持在60次/分左右是健康心脏的标志，也是长寿的标志

2. 空腹运动好还是饭后锻炼好?

关于运动
到底是吃早餐后再运动
还是先运动再吃早餐
这个争论存在很久了

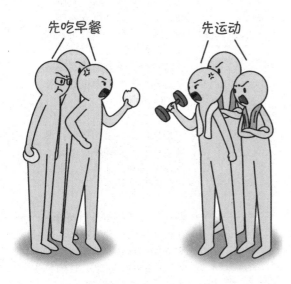

先吃早餐   先运动

其实它们各有各的优势
也存在着各自的不足
小编认为只要用对方法
锻炼能让你感到舒适就好

空腹运动真的能减肥吗?

空腹的时候
身体内储备的糖原很低
这时候进行锻炼更容易燃烧脂肪
达到减肥瘦身的目的

从 2010 年至今
至少有 3 项研究成果支持了这一观点
但是, 想要得出确切的结论
还需要进行样本量更大
和更深入全面的研究

如果你真的打算空腹锻炼
一定要注意在运动过程中
及时补充水分、电解质
在锻炼结束后的 10~15 分钟内
食用适量的碳水化合物和蛋白质

空腹运动后会令人
产生强烈的饥饿感
运动后如果不控制
饮食
更容易使人发胖
得不偿失

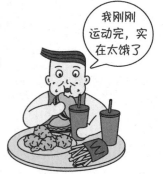

我刚刚运动完, 实在太饿了

空腹运动需要注意什么?

空腹时不要进行高强度、长时间的运动

随身携带一些食物

尤其注意及时补充水分

每周空腹运动不宜超过 2~3 次

每次锻炼不要超过 1 小时

其实对于一般人而言
空腹与否，运动效果的差别不会很大
选择让自己舒适的方式即可

而有减脂需求的朋友
可根据自己的体力和运动情况
交替进行空腹有氧运动和高强度训练
如一周有 2~3 天进行空腹有氧运动
有 3~4 天在适量进餐后进行高强度运动

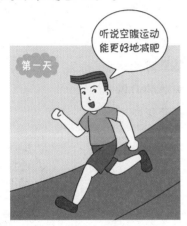

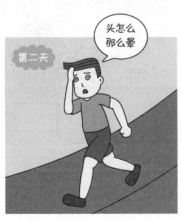

不适合空腹运动的你 VS 适合空腹运动的你

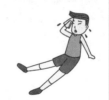

健身刚起步，体力比较弱

已经有一定运动
基础，需要减去最后
一点顽固脂肪

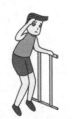

有低血糖症状

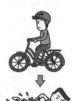

长期适应某
一种运动，需要
更换运动方式

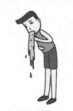

在空腹状态下，
运动表现受到很大影响

早晨运动前适合吃什么？

空腹运动时间长
人体内肝糖原储备不足
血糖大量消耗，容易导致低血糖
可能会出现心慌、手抖、出冷汗等症状

早上运动前要补充水分
为了避免出现低血糖反应
可以选择适量碳水化合物和蛋白质
如面包、燕麦、红薯、鸡蛋、坚果等
注意不要吃得太饱才去运动

为什么饭后不适合马上运动？

①刺激肠胃
吃饱饭后进行运动
会给肠胃带来机械性刺激
可能会造成消化不良
引起恶心、呕吐、胃痉挛等症状

②影响减肥效果
饭后胰岛素分泌上升
可抑制脂肪的分解
减肥效果受影响

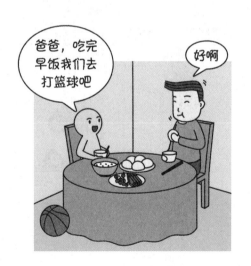

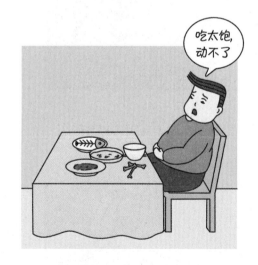

饭后多久可以运动？

饭后半小时内：

不要剧烈运动，可以站立，休息一会儿

饭后半小时后：

可以进行走路、广场舞等低强度运动

饭后 1 小时：

可以进行快走、慢跑等中等强度运动

饭后 2 小时：

可以进行各种体育锻炼

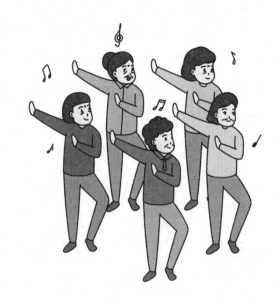

3. 走路晒步数，你的膝盖保护好了吗?

走路被誉为 21 世纪最好的锻炼方法之一
没有时间与空间的限制

然而上下班、逛街都是走路
随便走走能达到锻炼的目的吗?

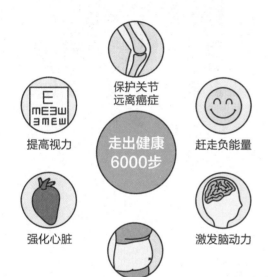

提高视力

保护关节
远离癌症

走出健康
6000步

赶走负能量

强化心脏

激发脑动力

适度减脂
改善血糖

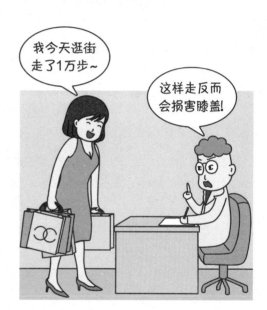

这样走 才能走出健康

保持头部垂直，不要盯着脚下看
挺胸，收紧小腹和臀部
手臂轻微弯曲，随着步伐自然摆动

走路时尽量保持膝盖伸直
不要边走路边看手机，不要含胸
可适当戴上护膝，
选择有弹力而不太软的跑鞋

不要迈大跨步
步伐太大的时候，
膝关节的负重着力点不一样
会拉伤肌肉，损伤膝关节

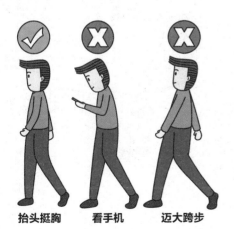

抬头挺胸　　看手机　　迈大跨步

走路最好是在公园、体育场等塑胶场地
避免在水泥地、柏油路等硬地面上走
避免上下坡行走或上下台阶

正确走路会用到的肌肉群

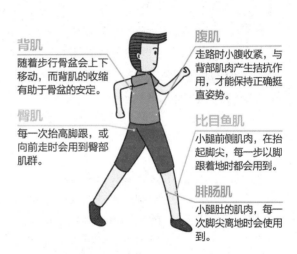

背肌
随着步行骨盆会上下移动，而背肌的收缩有助于骨盆的安定。

臀肌
每一次抬高脚跟，或向前走时会用到臀部肌群。

腹肌
走路时小腹收紧，与背部肌肉产生拮抗作用，才能保持正确挺直姿势。

比目鱼肌
小腿前侧肌肉，在抬起脚尖，每一步以脚跟着地时都会用到。

腓肠肌
小腿肚的肌肉，每一次脚尖离地时会使用到。

运动不正确 会导致膝盖损伤

不少人受到朋友圈晒步数的影响
以为走路步数越多越好，常常争取日行万步
其实不然，运动过度反而更容易损伤膝盖

膝关节表面有一层软骨
起润滑、减缓摩擦和保护关节的作用
随着年龄的增长、过度使用或外来损伤
软骨表面不再光滑，会产生不适的摩擦感
疼痛和炎症随之而来

走路步数 6000 步为宜

《中国居民膳食指南（2016）》建议日行
6000 步
人们常说的"日行万步"
不过是为了方便记忆
走路宜循序渐进
兼顾有氧运动的安全和效果
如果感到不适，应立刻停止

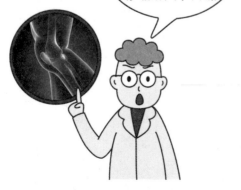

> 不要过于害怕损害膝关节而不运动，适当的运动有助于促进内啡肽的分泌，能够缓解关节疼痛

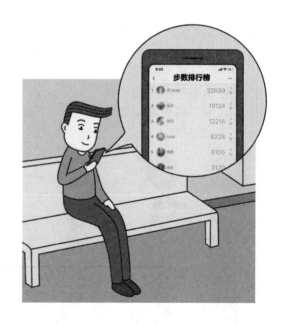

膝盖受过伤，走跑结合

对膝盖受过伤的人来说
最好选择走跑结合，循序渐进
一开始是走，可以慢一点，
然后快一点，最后再跑起来

膝盖检查一般会进行外科查体检查
根据情况，做进一步膝关节 X 线片
或磁共振检查

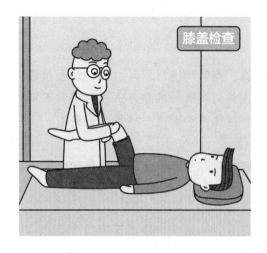

膝盖检查

4. 有氧运动、无氧运动，你还傻傻分不清楚吗？

糖类、脂肪和蛋白质是人体的能量来源
糖在体内有两种燃烧方式：有氧和无氧
脂肪在体内的燃烧方式是：有氧

因此，减肥减脂的运动首选有氧运动

所谓"有氧"的方式
就是说要有氧气参与进来的供能方式

低强度的持续的运动
肺是来得及吸氧的
心脏是来得及输送氧气的
肌肉也是来得及利用氧气的
所以称之为有氧运动

高强度或是极快的运动
氧气根本来不及摄入、传输和利用
人体就会开启无氧功能模式
这种情况就叫作无氧运动

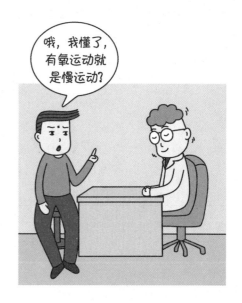

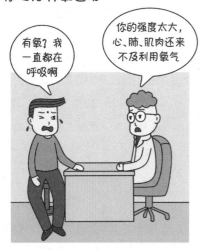

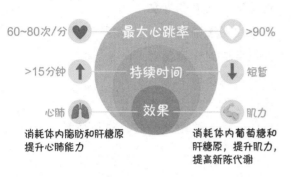

有氧运动 VS 无氧运动

60~80次/分 ❤	最大心跳率	❤ >90%
>15分钟 ↑	持续时间	↓ 短暂
心肺	效果	肌力

消耗体内脂肪和肝糖原
提升心肺能力

消耗体内葡萄糖和
肝糖原，提升肌力，
提高新陈代谢

剧烈的、短时间的运动是无氧运动，
如快跑、100米游泳、力量训练等
无氧运动可以增加我们肌肉的力量
其最大特点是糖分不充分燃烧，产生乳酸
这也是高强度运动容易疲劳
和运动后容易产生肌肉酸痛的主要原因

常见运动

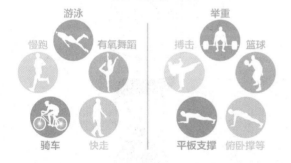

游泳　　有氧舞蹈
慢跑
骑车　　快走

举重
搏击　　篮球
平板支撑　俯卧撑等

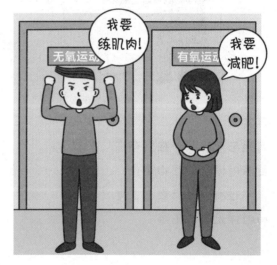

简单来说
低强度、能长时间进行的运动
基本都是有氧运动，如快走、慢跑、
长距离慢速游泳、慢速骑车等
有氧运动需要大量呼吸空气
对心肺是很好的锻炼

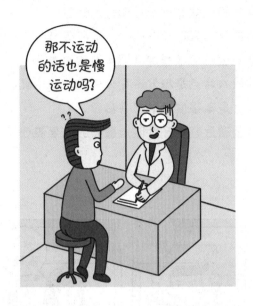

如跑步，刚开始小跑时有氧代谢占大头
但无氧代谢或多或少存在着
随着跑步速度的增加
有氧代谢逐渐增加
当强度达到一定值时
有氧代谢反而下降
随之增加的是无氧代谢
所以运动不是越久越好，越快越好

事实上
有氧与无氧很少独立存在
更多时候它们互相重叠
只不过有时候有氧占主导
有时候无氧占主导

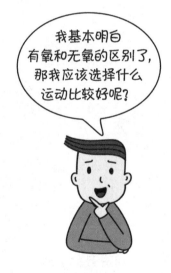

有氧无氧怎么选择？

①没有运动基础的人开始做运动时优先选择有氧运动，提高心肺功能，再加上无氧训练

②糖尿病患者、肥胖患者及脂肪肝患者，以及年龄大的人，以有氧运动为主

③想强壮肌肉、健美体形，以无氧训练为主

④可以无氧和有氧都做，收获两种运动的好处，一般先做无氧运动。以 1 小时为例：以减脂为主，建议 20 分钟无氧训练 +40 分钟有氧训练；以增肌为主，建议 40 分钟无氧训练 +20 分钟有氧训练

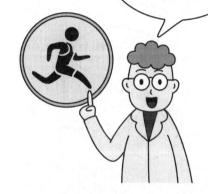

只要是运动，不管是什么运动，都是能消耗脂肪的，只是或多或少的问题

5. 为了不再"葛优躺"，我终于决定了

睡眠不足、缺乏锻炼
久坐不动、饮食不规律
一上班就疲乏
一回家就"葛优躺"

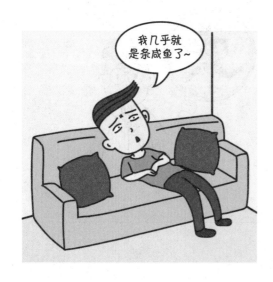

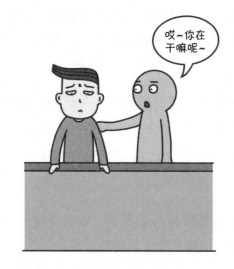

5 秒后……

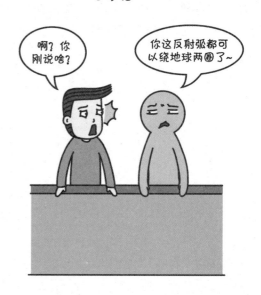

一到晚上就兴奋失眠
一遇事儿就焦躁不安
精力、体力、反应力急转直下
感觉身体已然被掏空

其实
这些都是亚健康惹的祸

亲们先不要急着绝望
俗话说
办法总比困难多
想要对付"亚健康"
办法多得是
定期体检就是一个行之有效的办法
体检不仅可以发现某些身体疾病
也可以预防心理疾病的发生
通过适当的调整
完全可以摆脱亚健康，恢复健康状态

那"亚健康"人群应该做哪些体检呢？

骨密度检查

骨质一般从 30 多岁就开始流失
机体对钙质吸收的能力逐渐减弱
骨质疏松初期症状并不明显

40 岁以后
如出现腰部、骨盆、背部持续性疼痛
就需要检查骨密度，提早防治骨质疏松

今天早上出门不小心摔了一跤

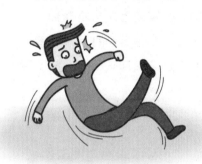

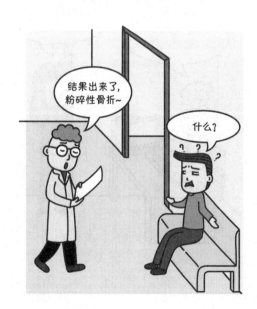

妇科内诊加宫颈刮片

外阴、阴道、宫颈细胞学检查，
子宫、双附件触诊等
对早期宫颈癌的发现很有帮助
原则上已婚女性至少每两年检查 1 次
未婚女性也需定期体检

餐后血糖

空腹测血糖正常并不等于万事大吉
如果餐后 2 小时血糖值高于正常值
即使未达到糖尿病诊断标准
也应敲响警钟

建议 40 岁以上
有糖尿病家族史、肥胖和高血压的人
除了查空腹血糖外
还应做餐后血糖的测试

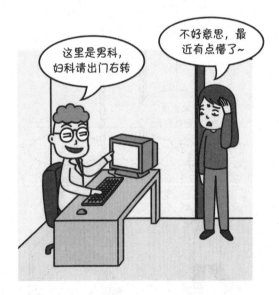

这里是男科，妇科请出门右转

不好意思，最近有点懵了~

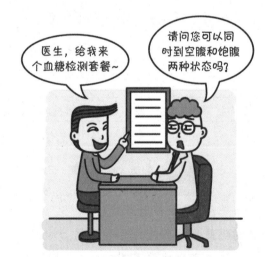

医生，给我来个血糖检测套餐~

请问您可以同时到空腹和饱腹两种状态吗？

心脏检查

现在许多人工作压力大、生活节奏紧张

心脏负担较大

往往会有心律失常、心肌劳累等问题

甚至有更严重的心脏问题

建议这类人做一做心脏检查

脑部磁共振检查

经常头晕、睡眠不好

可能不只是亚健康的表现

也有可能是早期脑缺血的症状

建议在经济条件许可的条件下

做一做脑部磁共振检查

帮助排查早期疾病

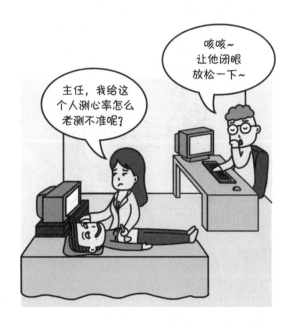

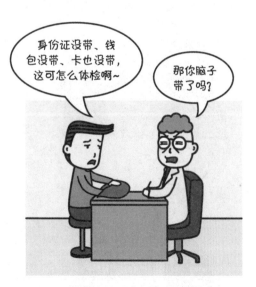

防癌检查

人的年龄越大
癌症发生的可能性也就越大
特别是亚健康人群
建议 50 岁以上的人
如果条件允许
最好每年做一次癌症筛查

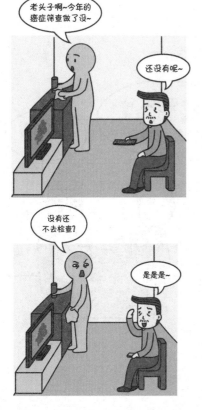

眼底检查

许多疾病可通过眼底检查及时发现
如观察视网膜动脉是否硬化
可知全身动脉硬化乃至脑动脉硬化的程度
45 岁以上人群应每年检查眼底 1 次
近期发生视物模糊并伴有头痛者
更需检查眼底

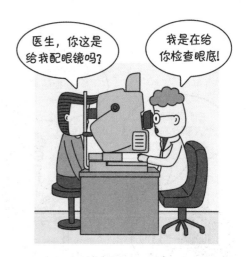

亚健康也表现在牙齿上
牙痛、牙龈出血、口臭、
牙齿松动、敏感和酸痛等
都说明有牙齿存在问题
应积极找口腔医生检查和治疗
最好每半年进行 1 次口腔检查

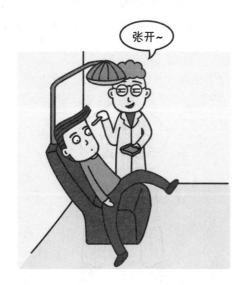

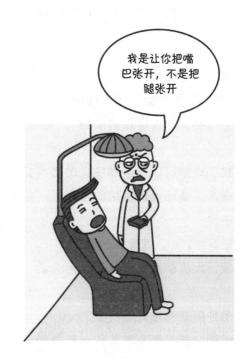

亚健康不可忽视
全面了解自己的身体
才能有针对性地进行调理
恢复当年那个年轻的你

6. 抗疫医护人员带您练操，增强身体免疫力

疫情期间方舱医院的
"广场舞""养生操"重现江湖
其中呼吸操、八段锦深受欢迎

宅在家里我们可以开展哪些运动锻炼？
在家锻炼，受场地和器械的限制
一般来说
科学健身 18 法、健身操、舞蹈、
八段锦、太极拳、椅子运动较为合适

八段锦是用来调理脏腑气血、
恢复代谢功能、强身健体的一种体操
八段锦共 8 个动作
每个动作都能调动身体的不同部位运动
起来

起势
左脚开立，与肩同宽，
微微下蹲，两掌呈半圆抱于腹前

调息
呼吸几次，使身心平顺
每个招式复原后基本上都是这个站桩姿势

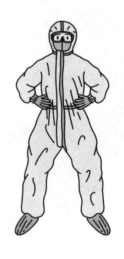

第一式：两手托天理三焦

两掌五指分开，腹前交叉，双腿伸直，两掌上托于胸前，内旋向上托起，掌心向上，抬头目视，然后手掌停一停，目视前方。膝关节微屈，两臂下落，两掌心向上捧于腹前。这样一上一下为一次，共做6次。

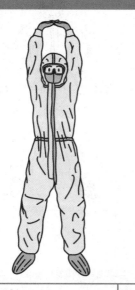

要点：一定要掌根用力上撑，同时手臂上托基本是平行于耳朵位置，使后背形成一个夹脊的动作，就是做到位了。

第二式：左右开弓似射雕

①左脚向左开步，两掌向上交叉于胸前。两腿马步，就像左右开弓射箭一样，右掌拉至右胸前，左掌呈八字掌（大拇指和食指呈八字，其余三指曲后）向左推出，把弓拉到最圆，目光盯着指尖。

②然后重心右移，右手划弧，左脚回收，两掌捧于腹前并步站立。反方向来一次，共做3次。

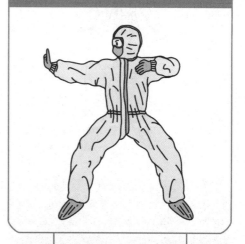

要点：左右开弓不光能宣开整个僵硬的肩背，拉到最圆的时候食指指尖会微微发麻，这个功法对于便秘腹胀的人很有用。

第三式：调理脾胃须单举

左手掌根上撑，上举至头左上方，右掌根下按。然后左臂下落于腹前，一左一右做3次。

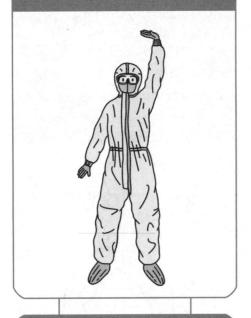

要点：撑天按地的时候力在掌根，指尖方向要相对，才能充分抻拉到大肠经。常郁闷生气的人可以常做这个功法。

第四式：五劳七伤往后瞧

两腿微屈挺膝，手臂于两侧伸直，掌心外旋向上，头尽量向后转，目视左斜后方，稍停。两臂内旋收回两侧，两腿微屈，目视前方。一左一右做3次。

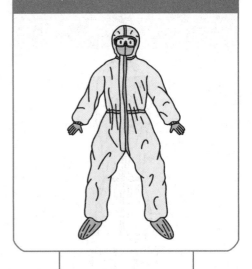

要点：转头时，身体不动，保持正直，向后看时吸气，复原时呼气。

第五式：摇头摆尾去心火

①右脚开步站立，两腿微屈，两掌经两侧上举，两腿半蹲为马步，两臂向双腿降落扶于膝关节上方。

②身体重心右移，俯身经过右脚面，重心放低，由尾闾带动上体向左旋转，经过左脚面。然后身体重心后移，上体后摇由右向左向前旋转，身体立起。一右一左做3次。

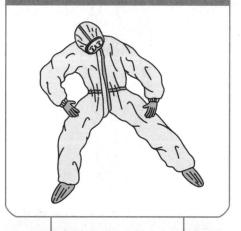

要点：脖子全程不要硬着，下颌不刻意内收或扬起，使颈部肌肉尽量地放松伸长。如果费力就一右一左做2次，以后再慢慢增加次数。

第六式：两手攀足固肾腰

①两腿挺膝站立，两臂向前向上举起，掌心向前，目视前方。两臂屈时，两掌心向下，按至胸前，两掌反穿至背后，沿着脊背向下摩运至臀部，同时上体前屈，两掌沿腿至脚面，两膝挺直，目视前下方。

②两掌前举上升，脊柱随之升起。一上一下为一次，共做6次。

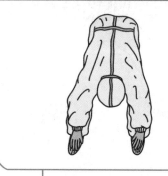

要点：双手按摩腰背部下肢后方时要稍微用力，因为你温煦按摩到的就是全身第一大阳经膀胱经，想要一身阳气就必须调动起这条经络。

第七式：攒拳怒目增气力

左脚向左开步，脚蹬马步，两掌握拳于腰侧，大拇指在内，拳眼向上。左拳向前冲出，拳眼向上，怒目而视，左拳变掌，再旋腕握固成拳，收回腰处。一左一右做3次。

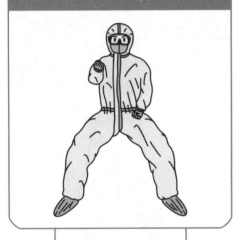

要点：练习时脚掌用力抓地，出拳时要用力，拳紧握，出拳时吸气，睁眼怒目，复原时呼气，全身放松。

第八式：背后七颠百病消

①两脚跟提起，头上顶，稍停，目视前方。两脚跟下落，轻震地面。一起一落为一次，共做7次。

②八段锦收式归挑：最后两掌合于腹前，呼吸均匀，周身放松。

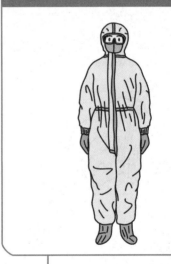

要点：脚跟起落，练人体平衡，起的时候要如平地拔起，脚趾抓地，提肛收腹，让六腑气机处于紧张状态。

初学的人动作还不熟练时
只要配合自然顺畅呼吸就好
不要刻意呼吸、大呼大吸
尽量不屏气、用腹式呼吸

运动后需要经过一段时间调整
消化功能才能逐渐恢复正常
立即吃饭容易引起胃肠功能的
紊乱、呕吐、消化不良等情况
建议练完八段锦 1 小时后再进食

一般建议在练完八段锦之后的
0.5~1 小时后再洗澡
如果只是洗手洗脸，是随时都可以的

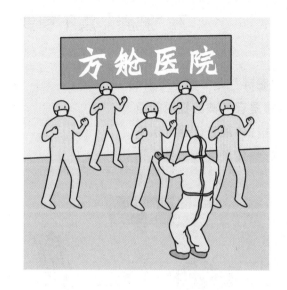

7. "肥胖"重不重要，你说了不算，听我的！

"肥胖"是体检中常见的
也是容易被忽视的问题
往往伴随着代谢性疾病
影响健康生活质量

肥胖是病吗？
肥胖，医学术语称为肥胖症
是一种由多种因素导致的慢性代谢性疾病

肥胖是病，运动锻炼、饮食控制刻不容缓
超重属于亚健康，也应积极控制体重

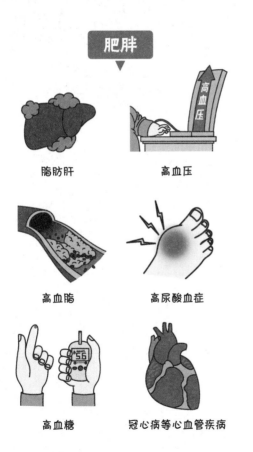

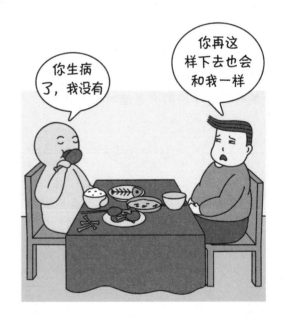

肥胖的判断方法有体质指数 (BMI)、
腰臀比、体脂率 (BFP)

体检一般检查项目：身高、体重
由此可得到体质指数值

体质指数（BMI）

▼

体质指数（BMI）= 体重 (kg) / 身高 ^{2}(m^2)

如体重 65kg，身高 1.68m

BMI=65 ÷ 1.68^2 =23.03

< 18.5　　　体重过轻（常见免疫力低或贫血）

18.5~23.9　正常范围

24~27.9　　体重超重

> 28　　　　肥胖（易患多种慢性代谢性疾病如"四高"）

世界卫生组织提出的 BMI 理想值是 22
上面的公式只适合一般的成年人
对于正在发育的儿童
正在怀孕或哺乳的妇女
进行体能训练的运动员并不适用

BMI 值可以反映一个人的胖瘦程度
但它不能指出身体脂肪和肌肉的比例

不知道这些重量分布在哪个部位
如腰部的脂肪对身体的危害更大

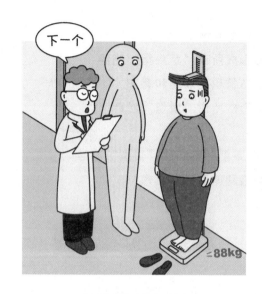

腰臀比

▼

腰臀比 = 腰围 (cm) ÷ 臀围 (cm)

男性 < 0.9　　健康

女性 < 0.8　　健康

超过即为肥胖

腰臀比反映脂肪在腹部的堆积程度
和内脏脂肪相关性很大

比人体其他部位的
脂肪（手臂、臀部等）危害更大

脂肪蓄积在腹部
就形成所谓"苹果型"肥胖
脂肪蓄积在大腿和臀部
就形成所谓"梨型"肥胖

"苹果型"肥胖比"梨型"肥胖
面临的健康风险更大

苹果型 VS 梨型

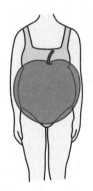 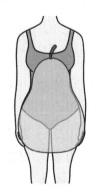

体脂率（BFP）

体脂率是指人体内脂肪重量
在总体重中所占的比例
人体脂肪分两种

必需脂肪：
身体维持生命及生育所需的脂肪，
男性一般占体重的 2%~5%，
女性为 10%~13%，
所以男人显得壮实而女人显得丰满

储存脂肪：
脂肪组织内所累积的脂肪
用以保护内脏器官

体检时多采用体脂仪测量 BFP
还可以通过年龄、性别和各种参数
进行测算，但不常用

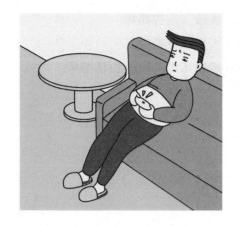

单纯的体重是一种假象
减肥应以体脂率作为重要指标

调整饮食，健康甩肉
通过饮食减肥关键要做到
控制热量和脂肪
减少白米白面
限制饮酒
多吃蔬菜杂粮

BFP 过低或者过高都不利于健康
过高即肥胖，增加慢性病的患病风险
过低会影响脂溶性维生素的吸收

体脂率的标准值和肥胖值
（标准因性别及年龄而有所差别）

性别	标准值	肥胖标准
男性	8%~18%	> 25%
女性	18%~25%	> 30%

采用脱水减肥法
体重明显降下来了
但又很快反弹？
这是因为脱的是体液而不是脂肪

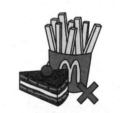 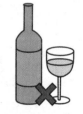

甜食、油炸食品等高热量　　　　　　饮酒

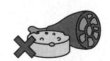 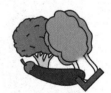

肉类、黄油等高脂肪　　　　蔬菜粗粮

合理运动，降低体重
每天 30 分钟、
每周 5 天进行有氧运动
如跑步、快走、游泳、球类运动等

运动讲究循序渐进
对之前不太运动的人
建议先从快走做起
每次 30 分钟，每周 2~3 次
适应之后逐渐增加时间和次数
由快走到慢跑再到快跑

定期体检，监控指标
肥胖人群应定期体检
并监控血压、血脂、血糖指标

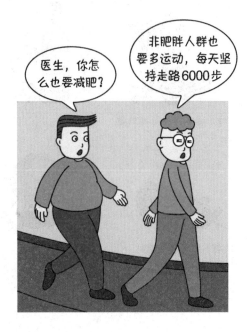

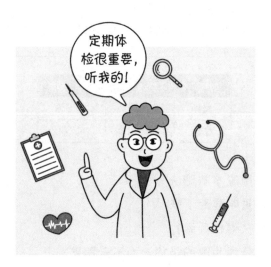

8. 高血压患者运动，要记住这几点

要想稳定地控制高血压
除了规划饮食、按时吃药、
定期测量血压外
适量的运动也是不可缺的

坚持科学运动
通常可以使原发性高血压患者
舒张压降低 4~9mmHg
部分血压轻度升高的患者
通过运动和生活方式干预
甚至可以使血压达标
（1mmHg=0.133kPa）

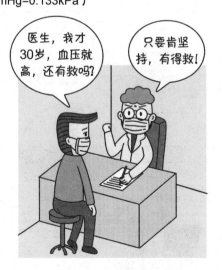

不过，虽然运动对降压的贡献不小
我们也要注意以下几点
如果运动不得当
可能会带来麻烦

选择能坚持的运动

运动贵在坚持
首先要选择喜欢的项目
然后是运动起来不麻烦

可选择的项目有很多
如快走、慢跑、游泳、
太极拳、中老年舞蹈等
如果你同时有膝关节疼痛
可以优先选择快走、游泳、
阻力较小地骑自行车
而在雾霾较重的地区
可以在室内跑步机上快走或慢跑、
打乒乓球等

再适度进行力量练习

如利用哑铃进行

推、拉、拽、举、压等动作

可以提高心血管系统调节能力

有助于降压，帮助调节血脂、血糖等

不需要占用很多的时间来运动

每天只要 30 分钟，

就可以获得运动的好处

如果工作比较忙，

每周能坚持 5 天也可以

日常生活中有很多零碎的时间

都可以利用起来活动身体

加起来也是非常可观的

起床后活动 10 分钟清醒身体

午饭后快走 10 分钟消除困倦

工作累了简单活动 10 分钟赶走疲劳

这就达到每天 30 分钟的运动时间了

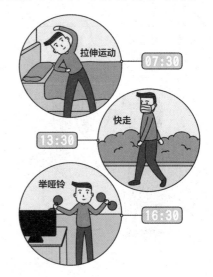

拉伸运动 07:30

快走 13:30

举哑铃 16:30

运动要注意安全

高血压患者在运动前
最好先咨询医生
自己是否可以进行体育运动

有些运动需要学习
如游泳、瑜伽、力量训练等
刚开始的时候
一定要请专业的教练进行指导
不要自学，以免发生危险

最好和亲友结伴去运动
并且随身携带平时备用的急救药物
一旦出现意外，或者有不适症状
能得到及时处理

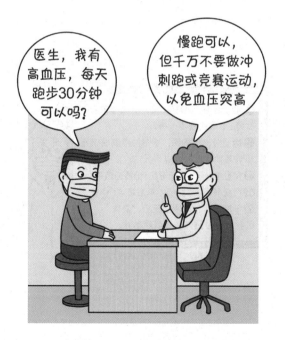

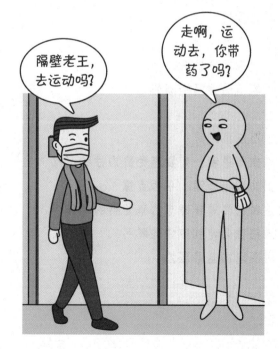

运动要循序渐进，不可贪急

近期活动较少
心脑血管病患者或发病风险较高的人
以及年龄大于 40 岁者
初期训练强度和持续时间适当减少
适应 1 周后再适当增加运动量

运动强度保持在
你可以正常地呼吸说话
在运动中有微喘，
保持微笑、
与人交谈略费力，
不能唱歌等情况
说明运动强度刚刚好

千万注意的是
高血压患者一定要避免静力性的运动
比如靠墙静蹲、平板支撑
在做这类需要意志力来坚持的动作时
人往往会克制不住地憋气
进而增加血管压力

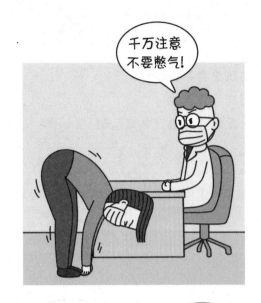

七、趣味科普延伸

1. 医生没告诉你的减肥知识，颠覆你的认知！

现在
很多人要减肥的时候可能是这样的

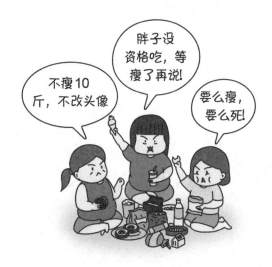

嗯，看起来真的是信心满满呢
但是我想说的是

能不能减得下来你心里没点数吗？

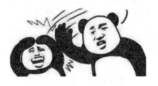

如果不掌握科学的体重知识
有时候就算减下来了
健康却丢了
得不偿失
今天我们就来唠唠肥胖的那点事儿

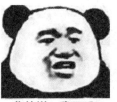

虽然……
现在地球上还有很多人死于饥荒
但是……
因肥胖死亡的人数是饿死人数的两倍多
所以，世界肥胖症学会呼吁
肥胖是一种病！！！

是的，你没听错
肥胖带来的烦恼远远超出我们的想象

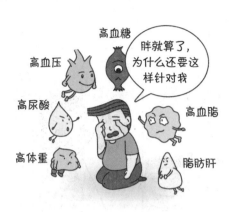

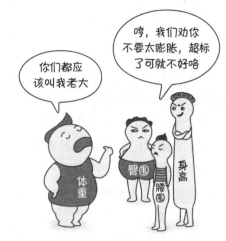

所以……
想要健康的生活
就必须控制好自己的体重
但是在控制体重之前
你必须了解清楚它到底是个什么东西

我们在做一般性检查的时候
可能最在意的就是自己的体重了
但是体重并不是判定是否肥胖的最佳指标
身高、腰围、臀围等
都跟肥胖有着密不可分的关系

有时候就算我们体重正常
也会被定义成胖子
有时候体重超标了
别人却说很健康

这到底是为什么呢？
如何判定自己是不是胖子？
又属于哪种类型的胖子呢？

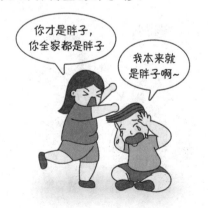

脂肪的分类

按照脂肪的分布
肥胖基本可以分为两种类型
一种是均匀性（臀型、梨型）肥胖
一种是上身（腹型、苹果型）肥胖

腹型肥胖的脂肪主要堆积在腹部
细胳膊细腿大肚子
中年男性的"标准"身材
而梨型肥胖的脂肪主要堆积在臀部和大腿
上身不胖下身胖
以中年女性居多

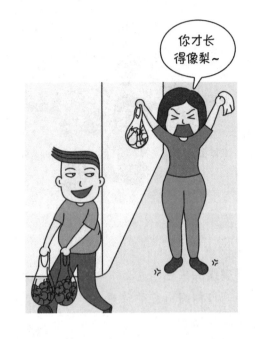

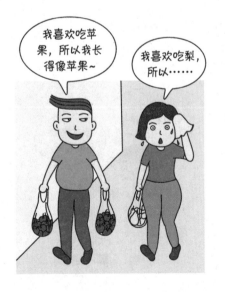

由于腹型肥胖的脂肪
包围在心脏、肝脏、胰脏等重要器官周围
所以相比梨型肥胖
更容易患脏器疾病和糖尿病
但是梨型肥胖也有很多的危害
所以最好还是不胖的好

初步判断肥胖的指标——体质指数

其实，我们只需要运用
体检时得到的身高、体重、
臀围、腰围等指标的数值
就可以判断自己是不是一个胖子
又是哪种类型的胖子

体质指数就是初步判定肥胖一个很好的指标
这也是世界卫生组织判定肥胖的指标

但是 BMI 只是判定是否肥胖的初步标准
高度依赖身高与体重
无法反映体内脂肪的分布状态
并不适用于所有人

比如肌肉含量超高的运动员、孕妇
或者身材瘦弱但是肚子肥胖的老人等
真正判定是否肥胖还需要看另一个指标

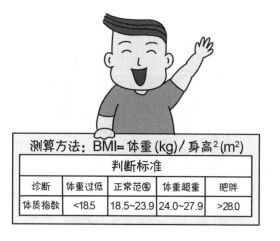

测算方法：BMI= 体重 (kg) / 身高² (m²)

判断标准				
诊断	体重过低	正常范围	体重超重	肥胖
体质指数	<18.5	18.5~23.9	24.0~27.9	>28.0

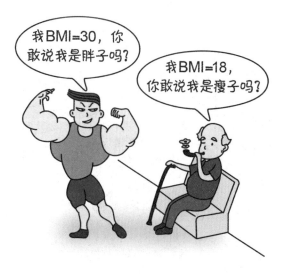

判断肥胖的关键指标——腰臀比

在通过 BMI 进行初步的判定之后
还需要通过腰臀比进行进一步的鉴定
分清楚到底是哪一类型肥胖

腰臀比也就是腰围和臀围的比值
标准腰围 = 身高 × 0.34
标准臀围 = 身高 × 0.542
这也是判定肥胖类型最关键的指标

知道了腰臀比
还有最后一个最核心的指标"体脂率"
这是肥胖最核心的指标

有时候你即使看起来很瘦
什么 BMI、腰臀比也都正常
但是依然需要减肥
这是为什么呢？

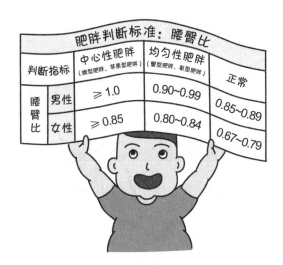

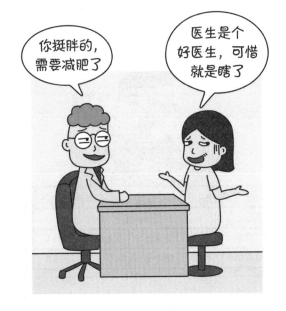

因为现在的年轻人普遍缺乏锻炼
看起来很瘦
实际上体脂率已经超标
依然是属于肥胖的范畴

减肥≠减重
有时候减脂增肌才是需要做的
这也是为什么有的人坚持锻炼
体重没有太大变化
实际上身体的脂肪已经转化成了肌肉
人体的成分已经有了很大的改观

现在你应该知道自己到底是不是胖子
又是哪种类型的胖子了吧！

最后
附上体脂率
诊断肥胖标准供大家参考
希望大家都能保持一个良好的体形
科学的判定，健康的减肥
拥有一个健康的身体

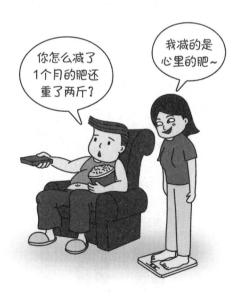

你怎么减了
1个月的肥还
重了两斤？

我减的是
心里的肥~

体脂率诊断肥胖标准					
区别	低脂肪	正常	超重	肥胖	过于肥胖
男性	<15%	15%~20%	21%~25%	26%~30%	>30%
女性	<20%	20%~25%	26%~30%	31%~35%	>35%

2. 冬季七大器官最易崩溃！怎样才能让它们安全过冬？

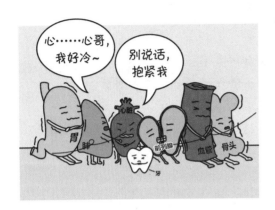

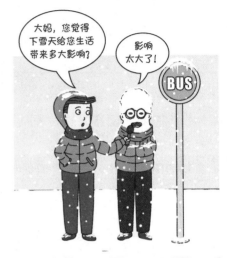

在这个躲在被子里都能冻得流鼻涕的季节
什么羽绒服、帽子、围巾……
自然是不在话下
出个门恨不得把自己包成个粽子

特别是在这个大雪纷飞的时候
保暖的工作就显得太重要了

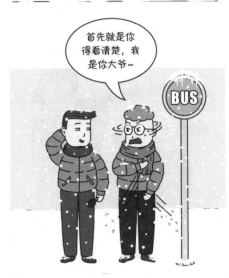

我们都知道保护
耳朵、鼻子、手脚这些露在外面的部位
但是其实看不见的器官
才更需要保暖

有时候我们畏寒怕冷、手脚冰凉
大病小病缠身
其实可能就是器官着凉惹的祸

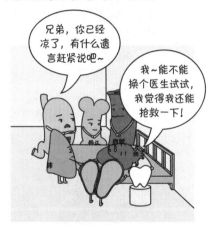

体内的器官一旦着凉
比外面的器官着凉还要难受
这个冬天想要不生病
那些怕冷的器官
要好好养护保暖才行

这几个器官最怕冷
你知道怎么保暖吗？
听听专家是怎么说的吧

血管

寒冷刺激会造成心脏收缩压增强
周围血管收缩
而导致收缩压和舒张压上升
容易造成脑出血和脑梗死等

建议晚上早点睡觉，不要熬夜
避免血液流动缓慢，血液变黏稠
多吃一些对血管有疏通作用的食物
保持血管壁的弹性

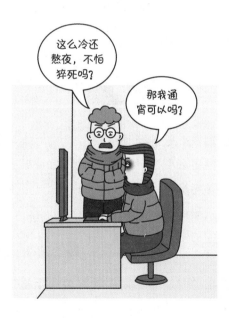

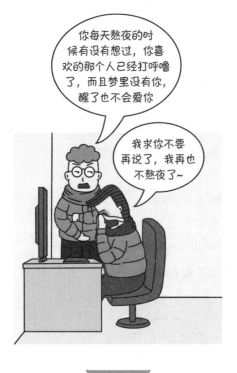

心脏

寒冷会加大心脏的负荷
严重的时候会引发动脉粥样硬化斑块破裂
还有血管堵塞
造成心绞痛或者心肌梗死
会出人命的哦

所以外出的时候要尽量保护好头和手脚
睡觉前用热水泡泡脚

洗澡之前记得先放放热水
再脱衣服洗澡

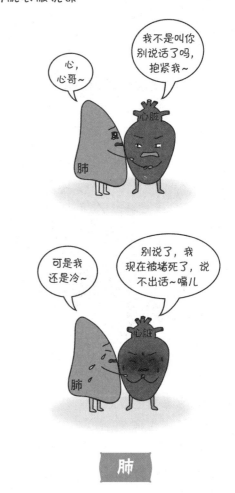

肺

寒冷的天气
会引发咳嗽、胸闷
甚至哮喘和呼吸困难等各种问题

在天气特别冷的时候
体质较弱的人就尽量不要外出了
出门也记得戴口罩
注意前胸后背和足部的保暖

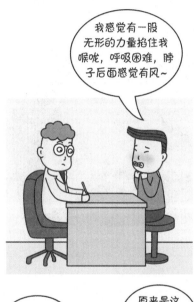

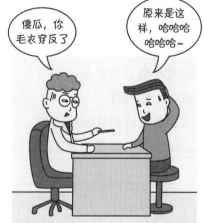

冬天衣服穿得太少
还有吃寒凉的食物
都有可能导致胃部的肌肉和血管收缩
造成胃痉挛

冬季还是多吃温热的食物
少吃多餐
睡前 3 小时之内不要吃东西

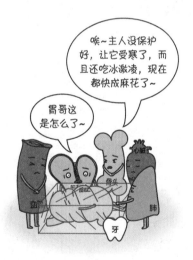

骨骼

气温较低的时候血管会收缩
肌肉和韧带的柔韧性比较差
对关节的保护就会减弱
很容易造成关节损伤和摔伤骨折

中老年人出门要做好防滑工作
走路的时候尽量避开结冰路面
还有多吃富含钙质和维生素 D 的食物
增强骨骼的柔韧性

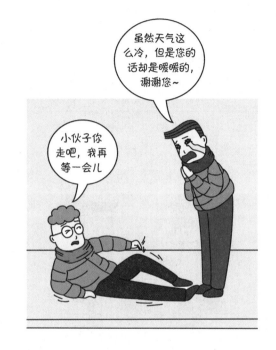

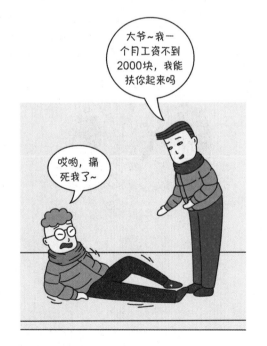

前列腺

前列腺如果受凉才是真的难受
尿频、尿急、尿不尽
还有尿痛和小腹疼痛等种种问题
不知道的以为自己肾出问题了

保护前列腺平时要多喝热水

不要憋尿

多吃一些对前列腺有益的食物

如白瓜子、西红柿和苹果等

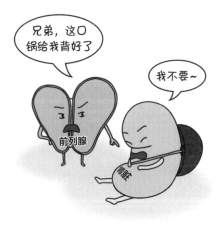

所以要尽量避免牙齿被低温刺激

刷牙漱口时用温水

饮食清淡，保证睡眠

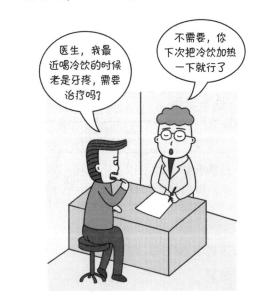

牙齿

低温对牙齿非常不友好

如果自身口腔有一定问题

遇上寒冷的天气

就会引发口腔问题造成牙痛

这些保护器官的技能

你知道了吗？

赶紧学起来

这个冬天

让你的器官暖一点

3. 憋尿一时爽，膀胱受不了，看完你还敢憋尿吗？

最近看到一个新闻，一位60岁的老人在超市排队买单的时候，因为憋尿诱发脑出血而猝死，原来人真的会被尿憋死啊~

凡事我们都讲个度，憋尿这事，强憋真的不行！

膀胱的出口有一个尿道括约肌
对蓄满的尿液进行关闸防守
受大脑的控制开闸放水

一般膀胱里储存到 250mL 左右的尿
大脑就会收到想尿尿的信号
然后迅速做出判断

尿液由肾脏产生
经过输尿管
进入膀胱储存

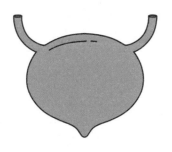

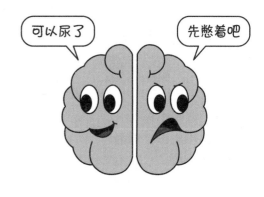

至于为什么要先憋着
理由五花八门

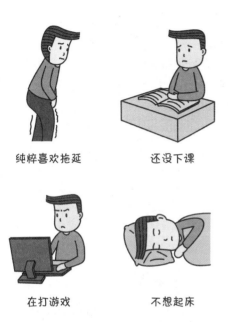

纯粹喜欢拖延　　　还没下课

在打游戏　　　不想起床

慢慢地，当膀胱里的尿液
积攒到 400~500mL 的时候
大脑仍然控制着不让上厕所

尿意加强，甚至会变成一种痛觉
当积攒到 700~800mL
大脑收到无数要撒尿的信号
最终承受不住宕机了
括约肌再也控制不住，打开了阀门

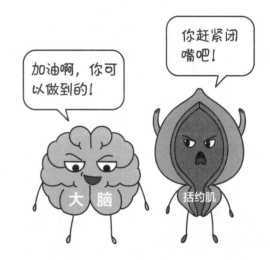

要么到厕所时
括约肌持续收缩到僵硬
很难再尿出来

这么说来
很少有人会把膀胱憋炸
顶多只是小便失禁

除非喝了酒
酒精干扰了膀胱和大脑之间的信号传递

又或者是结石堵住了尿道
或膀胱遭受到了摔倒、咳嗽和重击等
有可能导致膀胱破裂

成年人一天的尿量
是 1000~2000mL
每天排尿 4~5 次
若是长期憋尿
迟早会憋出病

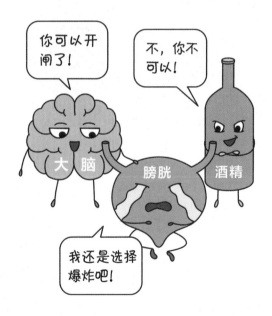

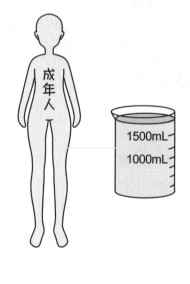

影响肾功能

虽然输尿管一般只管进不管出
但常常憋尿会让尿液反流回肾脏
尿液里的细菌很容易诱发肾积水
损伤肾功能

肾乃先天之本，肾气受损，全身都会遭殃

阿嚏

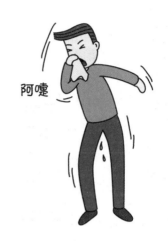

损害膀胱

膀胱是一个可扩张的肌性容器
随着尿量的增加
膀胱壁会变得越来越薄
若受到撞击很容易破裂

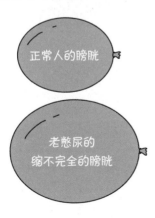

正常人的膀胱

老憋尿的
缩不完全的膀胱

其次，憋尿还是引起
膀胱癌的重要原因之一

泌尿功能失常

常憋尿会导致支配膀胱的
神经功能发生紊乱
尿道括约肌逐渐松弛无力
诱发慢性尿潴留、
尿频、尿失禁等毛病

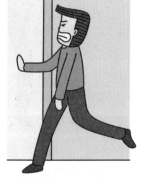

尿潴留
尿满不能正常排出

尿失禁、尿频
可能会动不动就想上厕所
或者还没到厕所就尿了

长时间憋尿让膀胱内压力极高
排尽放空后会引起血压突然下降
静脉扩张，脑供血不足，人就晕了

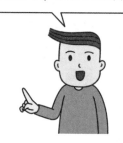

现实生活中，我们多少会碰到一些憋尿的情况，如一些特殊场合，如开会、演讲、考试等。事先可以少量喝一点温开水，提前上好厕所

诱发心脑血管疾病

患有高血压、动脉硬化等
严重慢性疾病的老年人
憋尿很容易使血压升高
甚至诱发心梗、卒中等

教大家一个小技巧
如果迫不得已憋尿
可以尝试交叉双腿
身体微微前倾
可以稍微缓解

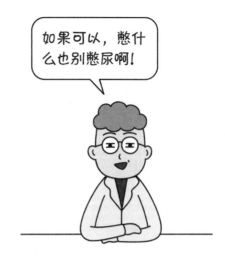

如果可以，憋什么也别憋尿啊！